쉽게 설명한
정신과 면담법

쉽게 설명한
정신과 면담법

정신과적 면담과 정신상태검사
가이드북

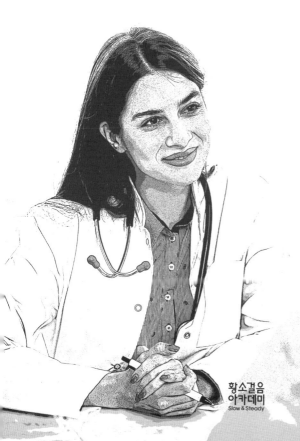
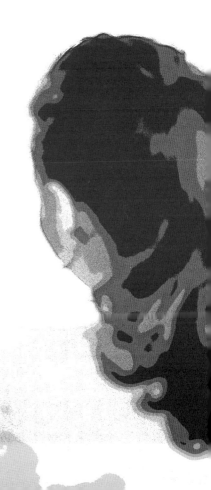

황소걸음
아카데미
Slow & Steady

쉽게 설명한 정신과 면담법

펴낸날 | 2019년 4월 10일 초판 1쇄
　　　　2024년 9월 30일 초판 2쇄
지은이 | 데이비드 로빈슨(David J. Robinson)
지은이 | 송후림 · 김성철
만들어 펴낸이 | 정우진 강진영
펴낸곳 | 서울시 마포구 노성로 222 한국출판콘텐츠센디 420호
편집부 | (02) 3272-8863
영업부 | (02) 3272-8865
팩　스 | (02) 717-7725
홈페이지 | www.bullsbook.co.kr
이메일 | bullsbook@hanmail.net
등　록 | 제22-243호(2000년 9월 18일)

**황소걸음
아카데미**
Slow & Steady

ISBN 979-11-86821-33-6　93510

교재 검토용 도서의 증정을 원하시는 교수님은
출판사 홈페이지에 글을 남겨 주시면 검토 후 책을 보내드리겠습니다.

이 도서의 국립중앙도서관 출판시도서목록(CIP)은 서지정보유통지원시스템
홈페이지(http://seoji.nl.go.kr)와 국가자료공동목록시스템(http://www.nl.go.
kr/kolisnet)에서 이용하실 수 있습니다.(CIP제어번호: CIP2019010792)

추천의 글

　첨단의 의료 기술이 대세인 시대가 되었지만, 의료에서 가장 기본이 되는 것은 역시 보고, 듣고, 말하는 것이다. 특히 정신의학은 면담을 기반으로 하는 의학이기 때문에 정신과 의사에게 면담 기술이란 내과 의사에게 청진기와도 같다고 할 수 있다. 정신과 의사는 면담을 통해 환자를 파악하고, 이해하고, 도움을 주게 된다. 하지만 인간의 내면이란 지극히 주관적인 것이기에 직접 들여다볼 길이 없고, 무엇을 어떻게 조사하고, 표현해야 하는지에 대한 어려움이 있다.

　막막한 가운데 길을 처음 연 이들이 Kraepelin과 Jaspers와 같은 정신의학의 선구자들이었다. 거의 모든 정신과 의사들은 아직도 이들의 후예라고 할 수 있다. 우리는 천재들이 닦아 놓은 길을 따라 인간의 정신을 바라본다. 그래서 정신병리학은 정신과 의사가 되기 위해 가장 먼저 익혀야 할 분야로 자리잡게 되었다. 정신과 의사는 면담을 통해 인간의 말과 행동을 관찰하여 정신병리학적으로 규정된 방식에 따라 기술하는 훈련을 받은 사람들이다. 비단 정신과 의사뿐 아니라 심리학과 정신보건 영역에서의 전문가들 역시 공히 이러한 체계를 따르고 있다.

　그런데 역자들이 언급한 바와 같이 언제부터인가 정신병리학을 포함하여 정신과적 면담과 정신상태검사에 대한 훈련이 갈수록 약화되고 있다는 느낌을 지울 수 없다. 여러 가지 불가피한 사정들이 있겠지만 면담이란 정신과 의사의 본령으로서, 면담 기술이 부족한 정신과 의사들이 늘어난다면 정신의학과 정신보건의 미래가 밝을 수 없다.

　하지만 뜻이 있는 자에게는 길 또한 있어야 할 것이다. 수련 과정에서 배우기 힘들다면 스스로라도 익혀야만 한다. Robinson의 *Brain Calipers*는 1997년에 초판이 나온 이래 20여 년 동안 정신병리학에 처음 입문하는 정신과 의사들이 탐독해오던 가이드북이었다. 난해한 정신병리학적 용어와 면담 기술을 이해하기 쉽게 설명한 것이 특징으로 이 분야에서 마치《성문기본영어》와 같은 위치에 있다고 할 수 있다. 이제 한국어판 축약본이 발간되니 정신병리학의 전반적인 체계를 이해하고, 면담 기술을 향상시키고자 하는 정신의학 및 심리학, 간호학, 사회복지학 등 모든 정신보건 분야의 수련생과 전문가들에게 큰 도움이 될 것이라고 기대하면서, 기쁜 마음으로 이 책을 추천한다.

명지병원 정신건강의학과 교수 / 서울시 자살예방센터장 / 성장학교 별 교장
김현수

정신과적 면담psychiatric interview, 그리고 정신과적 면담의 일부분인 정신상태검사mental status examination란 현대 정신의학이 제시하는 틀frame에 따라 환자의 정보를 수집하여 환자를 평가하는 과정을 의미한다. 이 틀이 절대적으로 옳다거나 완벽하다고 하기는 어렵겠지만, 오늘날 정신의학과 심리학, 간호학, 정신보건에 종사하는 사람은 좋으나 싫으나 이 체계를 따를 수밖에 없다. 전 세계적으로 통용되고 있는 방식이기 때문이다. 이 방식을 모르면 면담을 수행하기 어렵고, 면담을 수행해도 남길 것이 없다.

정신과적 면담을 수행하고 나서 이를 기록하는 것이 바로 차트 chart이다. 정신과 수련 초기에 가장 많은 노력을 기울였던 부분이 환자를 면담하고 나서 차트를 작성하는 것이었다. 밤새 차트의 문구를 고치면서 어떠한 표현이 가장 적절한 것인지를 고민했던 기억이 새삼스럽다. 당시 참고했던 여러 서적들 가운데 가장 인상 깊었던 책이 Robinson의 *Brain Calipers: Descriptive Psychopathology and the Psychiatric Mental Status Examination*였다. 결코 독해가 쉬운 것은 아니었지만, 딱딱한 면이 있는 다른 책들에 비해 설명이 간결하고, 또 재미있었기 때문이었다.

Robinson은 캐나다의 정신과 의사로서 본인이 직접 Rapid Psychler Press라는 출판사를 설립해 정신병리학과 정신과적 진단에 대한 책들을 다수 출간해 왔다. Robinson의 저작들은 엄숙한 분위기의 의학서가 주를 이루는 정신의학계에서 재기발랄한 설명과 위트 있는 삽화로 인기가 높다. 역자는 2014년 5월 뉴욕에서 열린 미국정신의학회의 연례 학회에서 그를 만날 수 있었는데, *Brain Calipers*에 대해 이야기를 나누다가 좀 더 간편하게 볼 수 있는 축약본의 *Brain Calipers*가 있었으면 좋겠다는 말을 했더니 그로부터 두 권의 책을 선물받았다. 그 책들이 바로 여기에 소개하는 *The Psychiatric Interview Explained*와 *The Mental Status Exam Explained*이다. 각각 186페이지의 *Three Spheres: A Psychiatric Interviewing Primer*와 428페이지에 달하는 *Brain Calipers*를 1/3 정도 분량으로 압축해 놓은 책들이다. 군더더기 없이 필요한 내용들만 모아놓은 것이 마음에 들어 한국어판을 만들어 보면 어떨까 생각하고 귀국길에 올랐다.

이후 바쁜 생활을 핑계로 계속 번역 작업을 미루다가 본격적으로 다시 착수하게 된 계기는 2016년 서울시 강서구 정신건강복지센터장을 맡게 되면서부터였다. 정신보건 전문요원들 역시 동일한 면담과 기록 체계를 따르고 있는데, 면담과 기술 능력을 향상시키고자 하는 욕구가 높음에도 불구하고 이를 배울 수 있는 통로가 거의 없었다. 가까이 있는 정신과 전공의들도 처지가 크게 다르지 않았다. 오늘날 선후배들의 도움을 받아가며 수련하는 전통은 점점 사라져가고 있으며, 면담 기술 역시 독학으로 공부해야 하는 실정에 이르렀다. 조만간 필수 역량 중심의 수련 체계가 도입되고 나면 정신의학적 평가와 면담 기술의 중요성은 훨씬 더 강조되어지겠지만, 자력에 의지해서 터득해야 하는 분위기가 크게 바뀌지는 않을 것 같다. 병원의 사정이 이렇게 되었으니 다른 기관에서의 수련은 더욱 어려운 상황일 것이다. 시대의 흐름이겠거니 하면서도, 아쉬운 마음을 금할 수 없다.

　이러한 현실 속에서 이제 원저자의 허락을 얻어 *The Psychiatric Interview Explained*와 *The Mental Status Exam Explained*를 합본하여 한국어판으로 출간하게 된 것을 기쁘게 생각한다. 황소걸음아카데미의 정우진 사장님과 강진영 팀장님의 노고와 인내심 덕분이다. 마지막 2부 12장은 원서와 달리 한국어판 간이정신상태검사에 대한 내용으로 역자들이 새롭게 구성했다. 아무쪼록 이 책이 정신의학과 심리학, 간호학, 정신보건을 공부하는 모든 사람들에게 도움이 되었으면 하는 바람이다.

바른정신건강의학과의 개원을 기념하며
정신건강의학과 전문의 송후림, 김성철

차례

> **The Psychiatric Interview**
> 1부
> 정신과적 면담   13

The Mental Status Exam

2부
정신상태검사   147

The Psychiatric Interview

1부
정신과적 면담

CHAPTER 1

The Psychiatric Interview
정신과적 면담의 개요

서론

임상적 면담clinical interview은 정신과에서 가장 중요하다고 간주되는 기술이다. 환자patient[1]의 고충을 이해하는 데 있어 가장 중요한 도구가 바로 면담이기 때문이다. 면담을 통해 환자를 충분히 이해하고 나면 비로소 진단과 치료에 대한 계획을 수립할 수 있게 된다. 정신과에서의 평가는 그 대부분을 치료자의 면담과 관찰에 의거하게 되는데, 정신과적 진단을 내리는데 있어서는 혈액 검사도, 조직 검사도, 뇌영상 검사도 확정적인 자료를 제공하지 못하기 때문이다.

McCready(1986)의 정의에 의하면, 면담이란 "특별하고 전문적인

---

[1] 이 책에서 사용되는 "환자patient"라는 용어는 고통을 느끼고 도움을 구하는 사람들을 가리킨다. 더 나아가 불평도 화도 내지 않으면서 고통을 감내하는 사람들을 일컫는 말이기도 하다. 요즘 일각에서 사용되고 있는 "소비자consumer" 혹은 "생존자survivor"란 용어는 정신건강에 대한 접근이 제시되게 되는 느낌이 있으므로 방해가는 작금의 불행한 현실을 반영한다. 이러한 용어들은 애매모호한 것이기도 한데, 무엇이 소비되는 것인지 혹은 생존하게 되는 것인지가 불분명하기 때문이다.

목적을 위해 개인적 정보를 공개하도록 촉진하는 기술"이다. 면담의 기능은 다음과 같이 다양하다.

- 적절한 매너를 갖추고 임상적 정보를 수집한다.
- 감정과 태도를 표출하게 한다.
- 의사-환자 관계doctor-patient relationship를 확립하고 라포rapport 를 발달시킨다.
- 해당될 수 있는 여러 진단들 가운데 가장 가능성이 높은 진단을 얻기 위해 가설을 설정하고 검증한다(이를 감별 진단differential diagnosis이라고 한다).
- 더 많이 조사해 보아야 할 부분들이 무엇인지를 결정한다.
- 치료 계획을 수립한다.

면담은 단순하게 병력history을 청취하는 작업에 그치지 않는다. 그 보다는 환자가 가진 병리적 요소가 무엇인지 알아보고, 이것에 어떻게 영향을 받고 있는지를 이해하는 과정이라고 할 수 있다. 잘 구성된 면담은 단지 질문들을 던지는 것에서 더 나아가 환자를 치료하는 데 도움되는 정보를 얻어낼 수 있다.

주의 깊게 병력 청취를 한다면 진단을 내리는 데 있어 환자를 직접적으로 진찰하는 것보다도 훨씬 큰 도움이 될 수 있다. 혈액 검사와 같은 것들보다 유용함은 말할 나위가 없다.

정신과적 면담의 구조

2000년도에 미국정신의학회(American Psychiatric Association, APA)는 일반적인 정신 평가에 대한 가이드라인을 발표했다. 다음의 평가 영역들을 조사하면 완전한 정신과적 면담을 구현할 수 있게 된다.

A. 평가의 이유Reason for the evaluation

B. 현 병력History of the present illness

C. 정신과적 과거력Past psychiatric history

D. 내외과적 과거력General medical history

E. 약물력History of substance use

F. 심리사회적/발달력Psychosocial/developmental history(personal history)

G. 사회력Social history

H. 직업력Occupational history

I. 가족력Family history

J. 증상 검토Review of symptoms

K. 신체 검사Physical examination

L. 정신 상태 검사Mental status examination

    외모Appearance

    행동Behavior

    협조Cooperation

    언어Speech

    생각의 내용, 형태와 흐름Thought(content & form/process)

    정동Affect

기분 Mood

지각 Perception

의식 수준 Level of consciousness

판단력과 병식 Judgement & Insight

인지 기능과 감각 Cognitive functioning & Sensorium

지식 기반 Knowledge base

자살과 타살 사고 Suicidal & Homicidal ideation

정보의 신뢰도 Reliability of information

M. 기능 평가 Functional assessment

N. 진단 검사 Diagnostic tests

O. 면담 과정에서의 정보 Information derived from the interview process

면담의 기능

Nurcombe(1982)에 따르면, 환자와의 면담을 통해 질병 분류 nosology 와 역동 dynamics이라는 두 가지 영역에 대해 완전히 이해하는 것이 요구된다(이를 가리켜 공식화 formulation라고 부른다). 질병 분류란 환자가 고통받고 있는 상태가 무엇인지 파악하는 것이다. 정신 역동이란 환자가 갖고 있는 생물-사회-심리학적인 측면을 도출해 내는 것을 말한다. 보통 다음과 같은 질문들에 대한 대답을 구하는 것이다.

- 이러한 상태를 발생시킨 환자의 성향은 어떤 것인가?
- 이 시점에서 어떤 촉발 요인이 이 질환을 초래하게 하였을까?

- 질환이 현재와 같은 상태로 지속되게 만드는 요인들은 무엇인가?
- 환자가 가진 방어 요인들(강점, 지지 체계, 자원 등)은 무엇일까?

이러한 매개 변수들은 생물학적biological, 사회적social, 심리학적psychological 요소들로 구분될 수 있다.[2] 아래의 표를 작성해 보면 역동을 공식화dynamic formulation하는 데 도움이 될 것이다.

	생물학적 측면 Biological	사회적 측면 Social	심리학적 측면 Psychological
경향 요인 Predisposing			
촉발 요인 Precipitating			
영속 요인 Perpetuating			
방어 요인 Protective			

질병 분류 혹은 진단적 공식화diagnostic formulation는 면담 초반에도 완료될 수 있지만, 역동적 공식화에는 보다 많은 시간이 소요된다. 면담에서 두 가지 주안점은 진단을 수립하고, 환자의 심리사회적인 환경milieu을 이해하는 것이다. 이러한 두 영역과 관련된 면담의 내용들은 다음과 같다.

---

2) 최근에는 여기에 문화적cultural, 영적spiritual 요소를 추가해서 공식화하기도 한다.(옮긴이 주)

진단적 공식화Diagnostic formulation	역동적 공식화Dynamic formulation
방문 이유reason for referral	요인 규명identifying factors
현 병력history of present illness	개인력personal history
정신과적 과거력psychiatric history	가족력family history
내외과적 과거력 general medical history	사회력social history
약물력history of substance use	직업력occupational history
증상 검토review of symptoms	
정신 상태 검사mental status exam	

좋지 않은 면담 기술은 어떤 결과를 초래하는가?

면담이 잘 수행되고, 철저하고, 공감적일 경우 이로 인해 얻을 수 있는 이익은 한눈에 보아도 명확하다. 반대로 면담이 불충분하게 수행되는 경우에는 다음과 같은 막대한 불행을 초래한다.

- 환자의 불만족 (Reynold, 1978)
- 순응도의 저하 (Ley, 1982)
- 진단적 오류 (Goldberg, 1980)
- 부적절한 치료 (McCready, 1986)
- 불평 (Fletcher, 1980)
- 소송의 증가 (Carroll, 1979)

불량한 면담 기술을 가진 학생과 전공의들 역시 불행하게 된다. 그들은 수련 과정 중에 좋은 점수를 얻을 수 없을 것이고, 시험에 탈락하게 될 것이다. 정신과 시험에 탈락한 학생들은 정신과에 대한 편견을 갖게 될 것이며, 향후 의사가 되고 나서 정신과적 환자를 보게 될 경우 환자에게 좋지 않은 영향을 줄 수 있다. 전문의 시험에 낙방한 전공의들은 정신과를 계속 해야할지에 대해 고민하게 될 것이고, 그 중 몇몇은 전공을 바꾸기도 한다.

문제 해결을 위한 가설의 수립

대개 면담 초반에 얻은 한정된 자료를 가지고 가설hypothesis을 수립하게 된다. Gauron(1966)이 조사한 바에 따르면, 가장 효율성이 높은 정신과 의사는 나이와 방문 이유, 이 두 가지 정보만 가지고도 가설을 수립할 수 있었다. 그리고 진단에 이르기까지 단지 8~14가지 정도의 정보들을 필요로 했다. 반면에 가장 효율적이지 못한 정신과 의사는 36가지 이상의 정보를 얻은 다음에야 진단을 내릴 수 있었다. Maguire(1976)는 의대생들이 수행하는 15분짜리 면담을 관찰하고 나서, 이 시간 동안 학생들은 평균 14개의 유용한 정보들을 얻어냈는데 이는 전체적으로 획득한 정보의 3분의 1 정도인 것으로 평가했다.

다른 연구에서는 의사들이 1분 이내에 진단을 평균 6개 정도 고려해서 최초의 가설을 세운다고 나타났다. 그리고 면담을 시작한지 5분 안에 환자가 어떤 질병을 지니고 있는지에 대해 가설을 완성했다. 진단과 관련된 정보들은 면담 초반의 25분 안에 절반 이상 획득되어졌다. 필요할 경우에는 공식화를 조기에 시도할 수도 있다. 대부분의 의사는 한 명의 환자에게 많은 시간을 할애할 수가 없다. 특히 응급실과 같은 상황에서는 환자가 말하는 것을 들으면서 즉각적으로 가설을 수립해 나가야 한다. 가설 설정을 효율적으로 하기 위해 도움이 될만한 팁들을 다음에 나열해 놓았다.

- 의뢰서, 기존 병원 기록, 초진 기록 등 사전에 획득되어져 있는 주요한 단서들을 찾아본다.
- 질환의 증상symptom과 징후sign를 데이터 삼아 판단해 본다. 예를 들어 증상과 징후가 전형적인 범주에서 동떨어져 있는 것인지를 살펴보고, 만일 그렇다면 진단적 기준에는 부합하는지 등을 확인한다.
- 진단적 가설(감별 진단의 목록)을 수립하기 전에 예비적으로 임상적 정보와 추정들을 결합해 본다. 이 작업은 단지 한 가지 증상이나 징후만 가지고도 가능하다.
- 디욱 많온 정보들을 수집해서 가설을 분석한다. 이때 정보와 가설 사이의 불일치와 비일관성, 간격, 상반성에 주목한다. 진단적 가설을 뒷받침하는 증거들과 부정하는 증거들을 저울질해 본다.
- 면담을 통해 획득한 정보들을 인지하고 평가해 본다. 새로운 정보가 있으면 기존의 진단적 가설을 수정할 수 있다. 현재의 진단을 보다 확실하게 하거나, 삭제하거나, 새로운 감별 진단을 추가할 수도 있다.
- 수정된 가설들을 길잡이로 삼아 더 많은 정보를 찾아본다. 계통 문진review of systems을 통해 흔하지 않은 상태들에 대해서도 점검한다.

- 가장 유력한 진단에 부합할 가능성을 평가해 본다. 진단에 해당되는 증상이 많을수록, 가설을 부정하는 증거보다 뒷받침하는 증거가 많을수록 진단이 맞을 가능성이 높을 것이다. 감별 진단의 목록을 통해 그 다음에 해당될 진단들을 나열해 본다.
- 관련되어 있는 심리사회학적 요인들을 이해하고 나서 면담을 완료해야 한다.
- 면담을 통해 획득한 진단과 생물-심리-사회학적 요소들에 기반하여 종합적인 치료 계획을 수립한다.

구조화된 면담structured interview

정신과에서 증상과 징후는 주관적인 요소이기 때문에 학생들은 난처함을 느낄 지도 모르겠다. 개념과 정의, 그리고 진단은 정신과 의사들 간에서도 다양하게 해석되어진다. 1952년도에 정신장애의 진단과 통계 편람(Diagnostic and Statistical Manual of Mental Disorders, DSM)이 처음 만들어지게 된 이유가 바로 표준화에 대한 요구 때문이었다. 예를 들어 역사적으로 '정신분열증schizophrenia'이라는 용어는 광범위한 상태들에 대해 통용되어 왔기 때문에 정신과 의사들 간에 의사 소통을 하거나 연구를 진행하는 것이 굉장히 어려웠다. 정신과적 질환들에 대한 개별적인 진단기준이 확립된 것은 1980년도에 DSM-III가 출간되고 나서부터였다. 그리고 세계보건기구(World Health Organization, WHO)에서는 국제질병분류(International Classification of Diseases, ICD) 라고 부르는 비슷한 진단 기준을 제시했으며, 이는 현재 11판(ICD-11)

까지 나와 있다. 향후에는 DSM과 ICD 진단 분류 기준 간의 통합이 이루어질 것으로 예상된다.

진단 기준을 표준화하기 위해서는 타당하면서도 유효하게 자료를 수집하는 방법이 필요했다. 면담을 구조화하는 것이 바로 그것이다. 면담을 구조화하는 것이 필요하다는 것은 지난 수십년 동안 많은 사람들이 인정해온 바이다(Rose, 1968; Kramer, 1969; Zubin, 1969). 표준화 된 평가 도구가 있으면, 임상에서의 방법론, 교육, 강조점들의 다양성 을 극복하는데 큰 도움을 얻을 수 있을 것이다.

구조화된 면담과 설문questionnaire은 서로 다른 것이다. 구조화된 면담은 대개 '예/아니오' 식의 대답을 촉구하는 폐쇄형 질문closed ended question으로 구성되어 있다. 그러나 환자를 만족스럽게 이해하 기 위해서는 부가적인 질문을 던질 수 있어야 한다. 제법 많은 종류의 구조화된 면담 방식이 있는데, 이러한 방법들은 범위(진단을 구성하는 상태의 개수들)와 내용(DSM, ICD, Research Diagnostic Criteria 등 질문을 제 기하는데 사용된 진단 기준)에서 서로 차이가 있다. 대표적인 구조화된 면담법들은 다음과 같다.

- The Structured Clinical Interview for DSM-IV-TR Axis I Disorders(SCID-I)
- The Structured Clinical Interview for DSM-IV-TR Axis II Disorders(SCID-II)
- The Structured Clinical Interview for DSM-IV-TR Dissociative disorders(SCID-D)

이런 구조화된 면담에 대한 우려도 있다. 사회심리학적, 감정적 요인들을 배제하고 오로지 진단을 도출하는 것에만 초점을 맞춘다는 것이다. Saghir(1971)는 구조화된 면담과 고전적인 자유로운 형식의 면담free-style interview을 비교해 보았는데, 진단을 찾아내고 기술하는 데 있어서는 구조화된 면담이 훨씬 더 유리했다. 동시에 그는 표준화된 방식은 면담을 완결짓기에 좋긴 하지만, 환자의 감정적인 상태에 대해서는 잘 묻지 않게 된다는 것을 지적했다. 자유로운 형식의 면담이 가진 장점은 면담 도중에 진단에서 치료 쪽으로 초점을 변화시키기가 용이하다는 점이다.

CHAPTER 2

The interview process
면담의 과정

서론

면담에서 내용content이란 '무슨what' 정보를 얻을 수 있는가에 대한 것이며, 과정process이란 '어떻게how' 정보를 얻을 수 있는가에 대한 것이다. 과정은 기술technique이나 스타일style 같은 것들로 간주할 수 있다. 성공적인 면담을 수행하기 위해서는 내용만큼이나 과정이 중요하다.

단지 정보만을 얻기 위해 면담을 할 수도 있지만, 환자와 관계를 형성하는 것을 간과해서는 안 된다. 면담 시 정보 획득에만 초점을 맞추면 환자들은 순응도compliance가 떨어지고 외래에 다시 오지 않게 된다. 경직되고 기계적인 면담 스타일을 가진 학생들은 정신과 시험 점수도 좋을 수가 없을 것이다.

정신과적인 면담은 정신질환을 치료하는 데 필요한 정보들을 획득하고 조직하는 데 주안점을 두고 있다. 면담은 그 자체로는 환자들이 거의 모르는 인공적인 구조로 되어 있다. 환자의 개인적이고 민감한 정보들을 물어보는 것이기 때문에 환자를 최대한 존중하고 돌봐주는 형태로 시행되어야만 한다. 잘 수행되는 면담은 다음과 같은 특징을 지닌다.

- 예의를 갖추고 경어를 사용하는 상태에서 객관적인 질문을 한다.
- 환자에 대한 호기심과 수용의 태도를 보여준다.
- 환자는 면담의 목적과 소요 시간 등을 이해한다.
- 환자들의 편의를 고려한다.
- 환자들이 어떤 것들을 중요하게 생각하고 있는지에 대해 말할 수 있다.
- 외부에서 방해받지 않는다.
- 주제의 전환은 부드럽게 이어진다.
- 침묵이 길어지는 것은 피한다.
- 대화의 흐름이나 리듬상의 특징이 생겨난다.
- 객관적 사실과 주관적 감정, 두 가지 모두에 대해 정보를 획득한다.

면담 과정에 대한 능력을 충분히 갖추는 데까지는 상당한 시간이 걸릴 것이다. 면담 과정에서 두 가지 중요한 요소가 있는데 바로 다음과 같은 것이다.

- 공감empathy, 라포rapport, 그리고 치료적 동맹therapeutic alliance
- 질문과 개입의 유형

공감Empathy, 라포Rapport, 그리고 치료적 동맹therapeutic alliance

공감의 정의 가운데 하나는 "타인의 정서 상태에 연결되는 것"이다. 또한 "타인의 주관적인 경험을 관찰자의 관점에서 이해할 수 있게 해주는 인지기능의 한 형태"라고도 할 수 있다(Campbell, 2004).

공감은 환자를 이해하기 위해 자신을 환자의 입장에 대입해서 생각하자는 의미와도 일맥상통한다. 하지만 공감은 연민pity이나 동정sympathy과는 다르다. 면담 과정에서 동정심이 생겨나는 것도 당연하기 때문에 공감과 동정을 구분하는 것은 매우 미묘한 일이다. Rutter(1986)는 어느 정도의 동정은 괜찮지만, 이것이 과도할 경우 면담에 방해가 될 수 있다고 말했다. Morrison(1995)은 공감을 유지할 수 있는 한 가지 방안으로서 의사가 "환자가 현재 나와 대화를 하면서 어떤 느낌이 들고 있을까?"라는 질문을 수시로 되새길 것을 권유했다. 아마도 공감은 우리가 친구와 함께 어려운 시기를 극복하려고 할 때 취하는 자세에서 가장 명확하게 드러나게 될 것이다. 이때 우리는 친구의 말을 들으려 하고, 염려하는 모습을 보이고, 지지해주고, 도울 수 있는 방법을 찾기 위해 노력할 것이다. 우리가 전문적인 치료자의 입장에 있기는 하지만, 우리가 가진 자연스럽고 인간적인 반응을 통해 우리는 환자와 연결되고 공감할 수 있다.

TV에 곧잘 나오곤 하는 "당신의 고통을 느낍니다"라는 식의 표현은 공감이 잘못 이해되고 있는 대표적인 사례라고 할 수 있다. Shea(1998)는 환자들이 원하는 것은 단순히 느낌을 전달하는 것이 아니고, 그들의 감정이 이해받는 것이라고 강조했다. 정신과 의사는 객관성을 지녀야겠지만, 공감을 표현하는 데 있어 개인적인 관점을 유지하는 것 역시 중요하다.

라포rapport의 문자 그대로의 의미는 "되돌려줌"으로서, 환자와 조화로운 관계를 형성하는 것을 가리킨다. 라포는 치료자가 환자를 존중하는 태도로 대하고, 그들의 문제에 관심을 가지며, 치료가 효과적이라는 것을 보여주는 것으로부터 형성된다. 이를 분석적 태도analytic attitude에 대입해도 무방한데, 이는 환자의 문제를 이해하고 동시에 이를 개선하고자 하는 것, 다시 말해 환자의 모든 부분에 있어서 지속적인 관심을 보이는 것을 의미한다. Gabbard(1982)에 따르면, 치료자는 이전의 면담에서 환자가 마지막으로 말했던 것들에 대해서도 관심을 기울이고 검토하는 작업을 밟을 필요가 있다. 이런 것들을 퇴장대사exit lines 혹은 문고리 논평doorknob comments이라고 부를 수 있는데, 이는 면담 전체의 내용을 반영하는 것이라기보다는 현재의 상황이 어떻게 되어가고 있는지를 보여주는 것이다. 예를 들어 면담을 마치고 나가면서 농담을 던지는 경우는 아마도 지루함에 대한 보상작용에서일 수 있으며, 이는 다른 치료자를 찾아 떠나기 위한 이유 중의 하나가 될 것이다.

라포의 형성은 우리가 환자의 증상을 감소시키고 삶의 질을 향상시키기 위해 함께 일하고 있다는 것을 이해하는 과정인 치료적 동맹therapeutic alliance을 구축하기 위한 필수 조건이다. 질병을 앞에 둔 전선에서 환자는 당신을 동맹군으로 받아들이는 것이다. 치료적 동맹이 생겨나면 환자는 치료자와의 약속을 잊지 않고, 새로운 처방을 시도해볼 의지를 가지고, 정신치료의 힘든 과정을 견뎌낼 수 있게 된다.

그 자체만으로도 고통스럽거나 놀라게 되는 감정 상태에 대해 친근하고 조심스럽게 접근하는 것은 치료적으로 가치 있는 일인 동시에 환자로 하여금 이해받는 느낌을 갖게 하고 치료를 받아들이게 하는 데 도움이 된다. 다음의 모든 과정 속에서 공감을 구현할 수 있다.

면담에 대해 미리 설명한다

- 당신의 이름, 부서와 지위를 말하고, 참관을 하는 사람이 있을 경우 그 역할에 대해 설명한다. 면담에 소요될 예상 시간을 알려준다.
- 면담에 대해서 기대하는 점에 대해 물어본다.
- 면담의 목적과 어떤 것들을 물어볼지에 대해 대략적으로 설명한다.
- 일회성의 면담인지, 후속 면담이 필요할 것인지에 대해 미리 알려준다.
- 음료나 휴식 시간 등을 필요로 하는지 물어본다.
- 이후 환자가 편안한 상태인지를 확인해보고, 면담을 진행해도 될지 물어본다. 면담을 녹음할 경우 동의를 미리 구해야 한다.

자연스럽게 면담에 들어간다

- 관계를 증진시키기 위해 우선 일반적인 질문들을 몇 가지 물어본다. 이름, 나이, 직업과 같은 신원에 관한 요소, 찾아오는 데 어려움은 없었는지 등 가급적 일반적이고 자연스러운 것들을 물어본다.
- 면담을 시작할 때 환자들이 말하고 싶은 것을 선택할 수 있도록 한다.

정보가 흘러나오도록 촉진한다

- 계속 눈을 맞추면서 대화한다.
- 고개를 끄덕이고, 관심이 있다는 것을 표현한다.
- "아~", "계속 말해보세요."와 같은 문구를 사용한다.
- 당신의 의자를 앞쪽으로 기울인다.
- 환자의 말을 적는 데는 신경을 덜 쓰도록 한다.
- 환자가 말하는 것에 대해 동요하지 않고 중립적으로 받아들인다는 것을 느끼게 해준다.

환자의 감정과 연결한다

- 감정이 드러나면 이를 알아차리고 즉시 반응을 보인다.
- 표정이나 자세 등 비언어적인 단서를 알아차린다.
- 환자에게 감정을 표현하고 고통에 대해 말할 수 있도록 직접적으로 요청한다.

전문가임을 보여준다

- 환자의 어려움에 대해 잘 이해하고 있음을 확실하게 드러낸다.
- 조절 능력을 발휘한다. 혼란스러운 상태의 환자들은 구조화된 면담에 더 호의적으로 반응할 수 있다.
- 환자가 이야기하는 문제들에 대해 숙달되어 있다는 것을 전달한다.
- 전체적으로 병력을 청취한 다음에는 환자에게 해당되는 증상이나 상태에 대한 지식을 제공해 준다. 환자는 당신의 배려심을 느끼고 동시에 당신의 능력에 대해 신뢰감을 갖게 될 것이다.

- 질병에 대한 관점과 미래에 대한 희망을 가질 수 있도록 한다. 이 모든 노력은 사람을 돕기 위한 것이고, 대부분의 환자들은 적어도 어느 정도는 반응을 보일 것이다.

공감에 대하여

공감을 타고나는 능력이라고 생각하는 사람들도 있지만, 사실은 기를 수 있는 능력에 더 가깝다. 공감이 효과를 나타내기 위해서는 진실되고, 자발적이어야 하며, 동시에 정확해야 한다.

면담 상황에서 따뜻함을 표현하는 데 어려움을 겪는 사람들에게 Othmer & Othmer(2002)는 주의를 기울여서 관심을 보이고, 적절한 질문을 던지는 것이 중요하다고 충고했다. 이런 말을 하는 연습을 자주 해보는 것이 좋다. 전문성, 시간 제한, 구조 등이 모두 중요하겠지만, 공감적이어야 한다는 것은 성공적인 면담에 있어 빼놓을 수 없는 요소다.

면담 질문의 유형

질문을 던지는 기법을 습득하는 데는 장기간의 시간이 소요된다. Cox, Rutter & Holbrook(1981)은 양질의 정보를 획득하는 데 있어 학생들은 숙련된 치료자에 비해 두 배가 넘는 질문을 한다고 보고했다. 경험이 많은 치료자일수록 질문을 많이 하지 않았고, 질문을 던질

적절한 타이밍과 질문에 사용할 단어를 잘 선택했다. "성과가 좋은 high yield"질문들은 환자들에게 말할 시간을 더 많이 준다. 다음은 면담에서 가장 흔하게 사용되는 질문의 유형들이다.

A. 개방형 질문Open-ended questions
이 형태의 질문은 많은 정보를 얻기에 유리하다.

(예시) 어떤 불편한 점 때문에 병원에 오셨습니까?

장점: 개방형 질문은 환자에게 그들에게 무엇이 가장 중요한지 이야기할 수 있는 기회를 주고, 자발적으로 자신의 문제를 보고할 수 있게 한다. 개방형 질문은 환자들의 마음속에 무엇이 있는지 드러나게 하는 투사적 검사에서 사용되기도 한다. 이러한 유형의 질문은 더 자세한 정보를 이야기하는 방향으로 흘러가게끔 유도한다. 환자가 방해받지 않고 스스로를 표현할 수 있게 해주기 때문에 리포를 쌓는 데 도움이 된다. 환자가 대답하는 동안 당신은 진단에 대한 가설을 세울 수 있고, 정신상태검사의 일부를 채워넣을 수 있게 된다.

단점: 개방형 질문은 장황한 대답을 이끌어낼 수 있고, 면담의 목적과 맞지 않는 정보를 얻게 될 수도 있다. 환자가 질문과 별 관련이 없는 주제로 넘어가 버리거나tangentiality, 다른 이야기를 한참 한 다음에나 질문에 대답하는 경우circumstantiality가 생긴다. 개방형 질문에 대답하다가 중간에 다른 질문을 받게 되면 이를 불만스러워할 수도 있다.

B. 다항형 질문Multiple choice questions

이 형태의 질문은 당신이 찾는 정보의 형태 또는 범위를 지정함으로써 환자의 반응을 일부 구조화시키는 것이다.

(예시) 잠이 드는 것이 어려운가요? 잠을 유지하는 것이 어려우신가요? 잠에서 너무 일찍 깨어나시나요? 주무시는 데 다른 문제는 없으세요?

장점: 이러한 질문을 통해 면담으로 직접 들어갈 수 있는 기회를 얻게 된다. 대답의 범위를 정하게 되면, 환자로부터 면담 주제에 맞는 정보를 제공받기에 용이하다.

단점: 환자가 모든 질문을 기억해서 대답하는 데 혼란스러움을 느낄 수 있으며, 처음 혹은 나중에 들은 질문에 치우쳐 대답할 수 있다. 그리고 지정된 질문 이외의 이야기는 잘 하지 않게 될 것이다.

C. 직접적 또는 초점형 질문Directive or focused questions

이 형태의 질문은 특정 정보를 묻는 동시에 폐쇄형 질문보다 더 자세한 답변을 받을 수 있다.

(예시) 당신의 기분은 하루 중에 어떻게 변하게 됩니까?

장점: 이 질문은 개방형 질문에 비해 응답의 폭을 좁힐 수 있으며, 개방형 질문을 던지고 난 다음에 추가적인 질문으로 활용되기도 한다. 면담자가 중요하다고 생각하는 정보를 많이 얻을 수 있다.

단점: 어떤 환자들은 의사 표현을 충분히 하지 못했다고 느낄 수도 있다.

D. 폐쇄형 질문Close-ended questions

이 형태의 질문은 특정한 정보를 요구하는데, 예 혹은 아니오 식의 답변만으로도 충분할 때가 많다.

(예시) 정신적인 문제로 병원에 입원한 적이 있습니까?

장점: 폐쇄형 질문은 주제와 관련된 간결한 답변을 유도할 수 있다. 답변의 범위를 이미 설정해놓기 때문에, 개방형 질문을 통해 획득되지 않은 정보에 접근하기에 유용하다. 면담을 빠르게 진행할 수 있는 장점도 있다.

단점: 환자를 이끌어 나가는 질문으로서 면담의 자연스러운 흐름을 방해할 수도 있다. 어떤 환자들은 짧게 답변하는 데 어려움을 느끼거나, 그렇게 답변하는 것을 좋아하지 않을 수도 있다. 폐쇄형 질문만을 계속 던지다 보면 질문보다는 심문에 가깝게 느껴질 수 있으며, 환자가 거짓되거나 잘못된 답변을 하게 되는 경우도 있다. 질문에 대해 즉각적으로 대답이 주어지게 되므로 면담자는 이전의 정보를 제대로 처리하는 시간을 갖지 못하고 다음 질문을 준비해야 한다.

E. 이중 질문Double questions

이 형태의 질문은 하나의 질문 안에 두 가지 질문이 동시에 제기되는 것이다.

(나쁜 예) 당신은 다른 사람들이 믿지 않는 것들을 보거나 믿었던 석이 있습니까?

(좋은 예) 당신은 다른 사람들이 볼 수 없는 것들을 목격하거나, 본

적이 있습니까?

장점: 질문 안에 담긴 두 가지 내용이 밀접하게 연관되어 있을 경우에는 직접적 질문과 비슷하게 작용하고, 면담 진행에 도움을 줄 수 있다.

단점: 잘못 구성된 이중 질문에 대해서는 애매모호한 대답을 받게 되거나, 어떤 질문에 대한 답변인지가 불분명해질 수 있다. 각각의 질문 내용에 대해 대답해야 하므로 환자가 번거로워할 수 있다. 환자가 질문을 명료하게 받아들이지 못할 경우에는 답변의 신뢰성이 떨어진다.

F. 유도 질문Leading questions

이 형태의 질문은 당신이 사전에 생각하고 있던 방향으로 환자의 답변을 유도할 수 있다. 그래서 법정에서 검사나 변호사가 증인의 증언을 자신이 가지고 있는 결론 쪽으로 유도하기 위해 사용하고 있다.

(예시) 당신은 마약을 복용한 적이 없습니다. 그렇죠?

장점: 유도 질문은 객관적인 정보를 얻어내는 데는 좋은 방법이라고 볼 수 없으나, 다음의 두 가지 측면에서 사용할 수 있다.

첫째, 앞선 면담에서 얻어진 정보를 요약하는 데 유용하다.

(예시)

의사: 어디 봅시다. 당신은 한 달간 우울했다고 말했어요. 그런데
　　　그동안 돈을 흥청망청 쓴다거나 쓸데없는 일에 에너지를 쓴

적이 있나요?

환자: 아니오.

의사: 또는 어떤 마약을 복용한 적이 있나요?

환자: 아니오.

의사: 또는 어떤 질병으로 힘들어했나요?

환자: 아니오.

둘째, 특정한 결론으로 환자를 이끌어갈 수 있다. 소크라테스식 대화법Socratic dialogue이라 불리는 이 기술은 인지치료와 인지치료로부터 비롯된 다른 치료기법에서 흔히 사용된다.

질문을 하는 이유는 환자를 공격한다거나 함정에 빠뜨리기 위한 것이 아니라, 부적응적인 생각과 행동의 결과를 평가하기 위한 것이다. 그러므로 환자가 문제를 객관적이고 비방어적으로 바라볼 수 있도록 잘 살피면서 질문을 던져야 한다.

예시

의사: 저번에 시험 기간 동안 기억력을 올리는 약물을 처방해달라고 요청하셨지요.

환자: 네.

의사: 당신은 이 약이 기억력을 올릴 수 있을지 불확실하지만, 부작용은 그보다 확실하게 생길 것이기 때문에 실제로는 공부에 방해가 될 가능성이 높다는 것도 알고 있지요.

환자: 그런 것 같아요.

의사: 그렇다면 약물 부작용을 경험하지 않은 맑은 머리로 시험을
  치르는 것이 훨씬 낫지 않을까요?
환자: 그 말이 맞는 것 같아요. 집에 가면 시험 준비를 해야겠어요.

단점: 이와 같이 특정한 반응을 가져오는 방식의 질문은 정확한 정보를 알아내는 데는 도움이 되지 않는다. 유도 질문은 삼가는 것이 좋겠지만, 도움이 되는 경우라면 사용할 수도 있겠다(8장 참조).

개입의 유형

질문하는 것 말고도 면담의 흐름을 촉진하는 몇 가지 방법들이 있다. 내면의 감정에 관심을 기울이는 정도에 따라 환자들의 반응은 매우 다양해진다. 따라서 환자의 감정을 이끌어낼 수 있는 기법들을 많이 알고 있어야 한다. 이런 기법들은 주로 정신치료에서 사용되고 있다. 이러한 개입이 가지고 있는 유일한 문제점은 상황에 맞지 않게 사용되는 경우 정도이다.

G. 명료화 Clarification
환자의 대답을 명확하게 이해하기 위해서는 더 많은 정보가 필요하다. 많은 경우 환자는 산만해지고, 화가 나거나, 정확하게 생각하지 않는데, 이는 환자의 답변에 영향을 미친다. 그중에서도 특히 집중력과 기억력의 문제는 많은 정신과적 질환에 동반되는 것인 동시에 심리사회적 위기 속에서 두드러질 수 있다.

(예시) 남편과의 관계에 대해 많은 것을 말해 주셨는데, 언제부터 그가 당신에게서 멀어졌다고 느끼게 되었는지가 궁금합니다.

H. 직면Confrontation

직면을 시키기 위해서는 면담을 방해하는 환자의 특정 행동resistance에 주의를 기울이는 것이 좋다. 환자는 당신이 지적한 행동을 깨닫기도 하고 깨닫지 못할 수도 있다. 자아 방어ego defense는 정신적으로 고통스러운 상황에서 자신을 보호하는 무의식적인 기전으로서, 자신의 숨겨진 소원으로 인해 누구를 비난하거나projection 또는 자신의 분노를 운동과 같이 사회적으로 용인된 것으로 변형시키는 것sublimation 등이 있다. 꾀병 환자라면 일부러 거짓 대답을 할 수도 있다. 많은 경우에 직면은 새로운 정보를 얻을 수 있는 수단이 된다.

(예시) 식욕에 대해 물을 때마다 당신은 말을 돌리고 있습니다. 당신을 돕기 위해서는 당신이 음식을 어떻게 섭취하고 있는지를 알아야만 합니다.

I. 반영Echoing or reflection

이 기법은 환자가 말한 바를 반복해 줌으로써 그 부분에 대해 더 자세히 이야기할 수 있도록 해준다.

(예시)

환자: 고등학교 때 운동을 열심히 했어요. 3년 동안 우승에 결정적인 역할을 했는데 이후에는 그만 낙오됐죠.

의사: 당신이 낙오됐다고요? 무슨 일이 일어난 건가요?

J. 촉진Facilitating techniques

환자가 더 많은 정보를 제공할 수 있게끔 격려하는 것을 말한다.

K. 해석Interpretation

해석이라는 용어는 다양한 의미를 내포하고 있다. 면담상에서 사용되는 의미는 환자의 행동과 내적인 생각, 그리고 감정 사이에 불일치가 있을 경우 이를 설명하기 위해 임상가가 세운 가설을 가리킨다. 면담에서 해석은 다양한 기능을 가진다.

- 환자의 가진 병식의 정도를 평가
- 평가에 대한 저항을 극복하는 수단
- 생각과 감정을 공유할 수 있도록 촉진

정확한 해석을 하기 위해서는 다음의 3가지 요소를 연결지어야 한다.

- 밖으로 드러나는 생각, 감정, 행동
- 무의식적인 의도
- 면담자에 대한 반응

많은 면담자들은 환자가 장기적인 치료에 적합한지를 평가하기 위해 시험적 해석trial interpretation을 하기도 하지만, 마지막 항목은 정신치료의 영역에 보다 가깝다. 해석은 종종 명료화clarification와 직면

confrontation을 수반하게 된다.

예시

의사: 한 번 더 확인해보겠습니다. 3달 전에 음주량이 늘어났다고
　　　말씀하셨지요? (폐쇄형 질문을 통해 명료화함)

환자: 네. 그렇습니다.

의사: 당신은 왜 그랬는지 잘 모르겠다고 했지만, 3달 전은 당신의
　　　아내가 사장으로 승진했을 때가 아닌가요? (유도 질문을 통해
　　　직면시킴)

환자: 네. 꽤 비슷하네요.

의사: 당신이 아내에 대해 이야기할 때마다 주먹을 꽉 쥐고 얼굴을
　　　돌리는 모습을 봤습니다. 혹시 아내의 성공에 대해 불편한 감
　　　정이 생겼고, 그것을 가라앉히기 위해 술을 마셨던 것은 아닐
　　　까요? (해석)

환자가 면담자에게 질투의 감정을 드러내기도 했다면 이러한 해석
은 보다 완전해질 수 있을 것이다. Othmer & Othmer(2002)의 중요
한 지적에 따르면, 해석이란 가설hypothesis에 해당한다. 사실인지 아
닌지를 모르는 것이다. 굳이 세련되게 설명하려고 할 필요는 없지만,
환자가 이해할 수 있는 것이어야 한다. 또한 치료적 동맹을 쌓아나가
는 과정 속에서 적절한 시점에 제공되어져야만 한다. 해석이 미숙하
고, 엉뚱한 시기에 시도되고, 부정확할 경우 면담은 지속될 수 없으
며, 환자는 정신과와 관련된 것들에 대해 분노를 느끼게 될 것이다.

L. 반복 혹은 요약Reiterating or summarizing

이것은 당신이 환자에게 들은 것을 다시 설명하고, 당신이 확실히 이해했는지를 확인하기 위한 방법으로서, 질문으로 이어질 수도 있다.

(예시) 당신이 이야기한 것을 제가 다시 말해 보겠습니다. 혹시 놓치거나 틀린 부분이 있다면 알려주세요. 당신은 남들 앞에 서는 것을 두려워하고 있어요. 그런 두려움 때문에 졸업식에 가지 않게 되었지요.

M. 조사 혹은 확인Probes or checks

조사나 확인은 환자의 표현을 이해하기 위해 더 많은 정보를 얻는 것이다. 예를 들어 망상이 있는 환자에게 어떻게 해서 그 생각이 진짜라고 믿게 되었는지 묻는 것이다. 조사와 확인은 실제 증상과 진단 기준에 대해 묻는 질문에 포함될 수 있다. 증상을 확인하는 것과 같은 형태의 실문은 내개 개방형 질문이다. 질문의 내용이 암시로 작용해서 환자의 반응에 영향을 줄 수 있기 때문이다.

(예시) 원하지 않는 생각이 당신의 의식으로 침입했던 적이 있나요?

N. 침묵Silence

침묵은 유용한 촉진 기법으로서 특히 환자와 라포를 증진시키기에 효과적일 때가 있다. 침묵은 환자로 하여금 말을 할 수 있도록 독려하고, 이러한 방식으로 알고 싶은 것들을 알 수 있게 된다. 하지만 일반적으로 15~20초가 넘도록 침묵하는 것은 권장되지 않으며, 정신적인 문제가 심각한 상태의 환자들에게는 피하는 것이 좋다.

○. 인정Validation

인정이란 주어진 상황에서 환자가 느끼게 된 감정이 합당하고 이해가 가능한 것이라고 이야기해주는 것이다.

예시 당신과 같은 상황에 처했다면 누구라도 화가 났을 겁니다.

중단Interruptions

면담이 끊기는 것을 좋아하는 사람은 아무도 없겠지만, 면담 중간에 초점을 이동하는 것은 불가피한 일이다. 초보 면담자들은 흐름에 벗어나는 정보를 받게 되면 쉽게 혼란스러워지기 때문에 따라야 할 프로토콜을 갖고 있는 것이 좋다. 보다 숙련된 면담자는 획득한 정보를 잘 분류하고 면담의 중단을 최소화할 것이다. 하지만 점잖고 요령 있게 면담을 중단하는 능력을 키우는 것도 중요하다. 면담을 방해하는 환자는 스스로에게 피해를 주고 있는 것이다. 그리고 환자들은 면담이 중단되어도 의외로 큰 영향을 받지 않으며, 다시 면담으로 돌아올 수 있다. 지나치게 말이 많은 환자들은 오랫동안 말이 많다는 소리를 들어왔을 것이고, 주제를 바꾸는 것에 대해 거부감이 없다. 방법 중 하나는 한정된 시간 동안 많은 이야기를 나누어야 하고, 면담 도중 초점을 바꾸는 것이 필요하다는 것을 면담이 시작할 때 미리 말해주는 것이다. 물론 정보의 흐름을 방해할 수 있다는 이유로 그렇게 말하는 것에 반대하는 치료자도 있다. 그 밖의 방법들로는 다음과 같은 것들이 있다.

- **공감하기**Empathize: 지난 달에는 매우 힘들었을 것이라고 생각합니다. 당신의 감정을 충분히 이해하기 위해서 …에 대해 물어보고 싶습니다.
- **미루기**Temporize: 당신이 이야기하고 싶어하는 것에 대해 잘 알겠습니다만, 그것은 조금 뒤에 이야기해보는 것이 어떨까요? 저는 우선 당신의 가족에 대해 물어보고 싶습니다.
- **방향 바꾸기**Redirecting: 좀 전에 일정과 계획에 대한 이야기를 나누었는데요, 그 부분으로 다시 돌아가도 될까요?
- **다시 연결하기**Reconnecting: 전에 당신의 형제들에 대한 이야기를 나누었죠? 그들에 대해 좀 더 말해줄 수 있나요?

주제 바꾸기 Transitions in topics

면담을 하면서 항상 염두에 두어야 할 사항이 있다. 환자가 당신이 필요로 하는 정보를 전적으로 제공하려고 하지는 않을 것이라는 점이다. 그렇기 때문에 당신은 면담의 주제를 부드럽게 바꿔나가는 방법을 익힐 필요가 있다. Othmer & Othmer(2002)는 이런 방법을 다음의 두 가지로 정리한 바 있다.

- **원인과 결과의 관계로 접근하기**: 유발 사건이나 행동으로부터 그

로 인한 심리적인 결과로 정보의 흐름을 유도한다(예, 직장에서 해고당한 일로 인해 불면, 식욕부진, 우울증상이 초래되었다).

- **시간의 관계로 접근하기**: 보고한 증상의 시간적인 프레임을 활용한다(예, 적응장애의 증상들을 조사한 후에, 그 시기에 당신의 음주 패턴이 바뀌지 않았나요? 라고 물으면서 알코올 사용에 대한 질문으로 이행한다).

환자가 말한 어떤 것을 선택해서 반영하는 기법을 사용하면, 주제 이행이 자연스러워지고 새로운 질문을 던질 수 있는 기회를 잡을 수 있다. 주제를 완전히 바꿀 때는 반복하고 요약하는 기법을 사용한 다음 새로운 주제를 소개하면 된다. 그리고 새롭게 이야기할 주제가 무엇인지를 미리 알려줌으로써 환자가 준비를 할 수 있게 하는 것이 좋겠다.

(예시) 지금까지 최근에 있었던 일들에 대해 이야기를 나누었습니다. 지금부터는 당신의 직업력에 대해 좀 더 알아보도록 하겠습니다.

주제를 갑작스럽게 바꾸게 되면, 면담의 리듬이 깨지고, 환자는 어리둥절해질 수 있다. 이런 사태는 과거에 이야기했던 일들이 갑자기 부각될 때, 질문거리가 다 떨어졌을 때, 시간이 촉박해서 서두를 때 쉽게 발생한다.

Othmer & Othmer(2002)는 주제를 갑자기 바꾸는 방법을 통해 환자가 말하는 바의 일관성을 확인할 수 있다고 말했다. 환자가 증상을 꾸며냈다고 의심되는 경우에는 일부러 이런 방식의 면담을 진행할 수도 있을 것이다.

면담의 기법들

Rutter & Cox(1981)는 정신과적 면담에서 사용되는 기법들을 조사한 일련의 논문들을 쓰는 과정에서 기존의 고전적인 논문들에서 소개된 효과적인 방법들을 정립하는 체계화된 연구가 거의 없다는 것을 발견했다. 또한 이전의 면담 기법 연구들은 실제 사실에 해당하는 정보를 획득하는 데 초점을 맞춘 나머지 감정에 대한 정보를 이끌어 내기 위한 기법은 소홀히 다루고 있었다.

사실을 이끌어내는 데 효과적인 기술 (Cox, 1981)

비지시적인 개방형 질문은 환자들이 자신의 고민거리를 털어놓을 수 있게 북돋는다. 대개 자세한 정보는 환자가 알아서 말해주는 것이 아니라 체계적인 질문과 조사를 통해 얻어지는 것이다. 사실에 대한 정보를 획득하기 위해서는 다음과 같이 해보는 것이 좋다.

- 적극적으로 주제를 언급하고, 다양한 어조를 사용해서 말한다.
- 확인하는 질문을 여러 번 던진다.
- 자세하게 말해 달라고 반복적으로 요청한다.

감정을 이끌어내는 데 효과적인 기술 (Hopkinson, 1981)

환자가 자유롭게, 그리고 길게 말할 수 있도록 개방형 질문을 던지는 것은 감정을 표현하게 하는 데 도움이 된다. 폐쇄형 질문은 질문 속에 면담자가 무엇이 중요한지에 대해 암시를 줄 수 있으므로 감정 표현을 방해할 수 있다. 감정을 이끌어내기 위해서는 다음과 같이 해보는 것이 좋다.

- 감정적인 반응을 보여달라고 직접적으로 요청한다.
- 공감을 표현한다.
- (적절한 순간에는) 직면과 해석을 사용한다.
- 개방형 질문을 한다.
- 감정적인 신호가 있을 경우 이를 반영해준다.

CHAPTER 3

Identifying features
인적 사항의 확인

서론

인적 사항을 확인한다는 것은 환자가 가진 고유의 사회적 구성에 대해 그림을 그려볼 수 있게끔 환자의 인구학적 자료demographic data 를 알아내는 것이다. 증례를 발표할 때 흔히 인적 사항은 가장 먼저 언급되어진다. 어떤 의사들은 공식적인 면담에 앞서 격식에 얽매이지 않는 가벼운 일상적인 대화를 나누는 것을 선호하기도 한다. 이러한 과정이 자연스럽게 진행될수록 환자에 대한 평가를 시작하기가 쉬워질 것이다. 이때 환자의 인적 사항에 대해 질문하는 것이 경직된 면담 분위기를 부드럽게 만들어 줄 수 있는 방법이다.

Gauron(1966)은 정신과 영역에서의 진단적 의사결정 방법에 대해 연구했다. 그가 빈번하게 요구되는 정보 항목, 진단을 세우는 데 가장 도움이 되는 항목 등을 조사한 바에 따르면, 정신과 의사가 우선적으로 수집한 5개의 정보 중 4개가 인적 사항으로서 바로 나이age와 성별sex, 인종race과 거주 상황living situation이었다. 다른 1개는 정신과에 의뢰된 이유reason for referral였다.

흥미롭게도 이러한 정보들은 사실 의사가 진단을 내리는 데 특별하게 도움이 되는 것들은 아니다. 예를 들어 한 사람의 나이, 성별, 인종, 거주 상황이 바뀐다고 해서 그의 진단이 바뀌지는 않을 것이다. 그럼에도 불구하고 인적 사항에 대한 정보는 다른 정보들과 조합해서 환자에 대한 큰 그림을 그리는 데 상당한 도움이 된다. 인적 사항에 해당되는 항목은 다음과 같다.

- 이름Name
- 나이Age
- 성별Gender
- 문화적 요소Cultural factors(인종race, 종교religion를 포함)
- 결혼 및 부모, 자녀 상황Marital & Parental status
- 직업 상황Occupational status

이번 장에서는 이 가운데 나이, 성별, 문화적 요소, 결혼 및 부모, 자녀 상황, 직업 상황에 대해 다루도록 하겠다.

나이 Age

나이는 예후를 결정짓는 데 있어 가장 중요한 요소 중 하나다. 이 때문에 환자 나이에 따라 정신과는 소아정신과와 노인정신과의 전문 분과로 나뉜다. 어린 연령의 환자들은 병으로 인해 향후 학업을 중단하고, 취업과 결혼에 어려움을 겪게 될 수도 있다. 보다 나이가 든 환자들은 그보다 나을 수도 있겠지만, 병으로부터 완전히 회복되기 위해 필요한 가소성plasticity이 적다. 일반적으로 정신장애가 어린 연령에 발병할수록 예후가 낙관적이지 않은 편이다.

진단을 내릴 때 고려해야 하는 또 다른 요소는 그 장애의 전형적인 발병 연령이다. 만일 환자의 나이가 일반적인 발병 연령대의 범위에서 벗어나 있다면, 정신과 외적인 원인이 작용하고 있을 가능성을 고려해 보아야 한다. 예를 들어 나이가 많은 환자들은 다음과 같은 이유들로 인해 정신장애가 유발되었을 가능성이 높다.

- 내과적 상태(예, 갑상선기능저하증은 우울증을 유발한다.)
- 약물 상호작용(예, 노인들은 약물들을 많이 복용하는 편이다.)
- 기질적 정신장애(예, 섬망으로 인해 행동 장애가 발생한다.)

또한 젊은 환자들은 물질 중독 또는 금단으로 인해 정신장애가 발생할 가능성이 높다. 주요 정신질환의 전형적인 발병 연령은 다음과 같다.

질환명	전형적인 발병 연령대
• 조현병	10대 후반에서 30대 중반
• 망상장애	성인기 중후반
• 양극성장애	평균 연령은 20대 초반 (50대까지)
• 주요우울장애	20대 중반에서 40대 중반
• 기분부전장애	10대 후반에서 20대 중반
• 공황장애	10대 후반에서 30대 중반
• 공포증	전형적으로 소아기부터 10대 중반
• 강박장애	10대 초반부터 20대 중반
• 범불안장애	대부분 소아기와 10대에 시작
• 신체화장애	30세 이전 (이 장애의 정의)
• 전환장애	10대부터 20대 후반
• 건강염려증	전형적으로 성인기 초기
• 신경성 식욕부진증	10대 중반
• 신경성 폭식증	10대 후반에서 20대 초반
• 알코올의존	전형적으로 성인기 초기부터 시작

치료를 할 때도 나이에 따라 어려운 점이 달라질 수 있다. 예를 들어 어린 연령대의 환자들은 평생 질환을 가지고 살 확률이 높지만, 약물을 복용하거나 정신치료를 받으려 하지 않는 경우가 많다. 나이가 많은 환자들은 기존에 상당한 양의 약물을 복용하고 있으면서도 약을 계속 추가해서 받기를 원한다. 또한 나이가 들수록 사람의 태도와 행동 양식이 변화하기 어렵다는 점에서 노인 환자에게 정신치료를 하는 것은 효율성이 떨어진다. 인구의 고령화가 진행되고 있기 때문에 노인 환자에 대한 최적의 치료에 대해 좀 더 많은 관심이 필요하겠나(Jeste, 1997).

성별Gender

성별은 정신 질환의 병인과 치료를 고려할 때 매우 중요한 요소이다. 생물학적인 본성 때문일 수도 있고 심리사회적 영향 때문일 수도 있겠으나 대부분의 정신과 질환들은 어느 한쪽의 성별에 치우쳐 발생하는 경향이 있다. 예를 들어 섭식장애 환자 또는 신체화장애 환자들은 거의 항상 여자인 반면, 물질사용장애나 성도착증은 남자에서 훨씬 흔하다.

여자 환자에게 약물을 처방할 때는 다음과 같은 사항들을 고려해야 한다.

- 기분안정제와 같은 일부 정신과 약물은 기형 발생의 위험teratogenic effects이 있으므로 임신에 대해 주의한다.
- 항정신병약물을 복용하는 중에 프로락틴prolactin의 혈중 농도가 증가할 수 있으며, 이로 인해 생리가 멈추거나 배란이 이루어지지 않을 수 있다.
- 프로락틴의 혈중 농도가 증가하면 유방암의 증식이 빨라질 수 있다.

남자 환자들에게 α_2-수용체를 차단하는 약물을 처방할 경우 발기지속증이 나타날 위험이 있다. 성별에 따라 정신과 약물에 대해 다른 반응이 나타난다는 것도 조사된 바 있다(Barbieri, 1999). 다음은 정신과 질환의 역학에 있어서 성별에 따른 차이를 요약한 것이다.

질환명	성비 (남성 대 여성)
• 조현병	1 대 1
• 망상장애	1 대 1.2
• 양극성장애	1 대 1
• 주요우울장애	1 대 2
• 기분부전장애	1 대 2.5
• 공황장애	1 대 2.5
• 공포증	1 대 1.5에서 1 대 2
• 강박장애	1 대 1
• 범불안장애	1 대 2
• 신체화장애	1 대 10 또는 그 이상
• 전환장애	1 대 2에서 1 대 10
• 건강염려증	1 대 1
• 신경성 식욕부진증	1 대 10 또는 그 이상
• 신경성 폭식증	1 대 10 또는 그 이상
• 알코올중독	5 대 1

문화culture

정신과 의사들은 이민, 종교, 인종, 언어, 그리고 가족 구성이 정신 건강에 중요한 영향을 미친다는 것을 잘 알고 있다. 사회정신의학 social psychiatry에 따르면, 정신 질환에 대한 이해와 그 치료에 있어서 문화적인 요소들을 충분히 고려하는 것이 필요하다. Turner(1997)에 따르면, 이민자들이 새로운 국가에서 상당히 높은 비율로 정신 질환 을 겪게 되며, 여러 세대가 함께 사는 가족일수록 다른 문화에 동화되기 어려워한다. 예를 들어 이민자 2세대들은 과거의 전통적 가치를 유지하는 것과 이민국의 새로운 문화에 동화되는 것 사이에서 부모 세대와 갈등을 빚곤 한다.

DSM-IV-TR은 미국정신의학회가 제작한 것이지만, 미국을 포함한 다양한 나라에서 다양한 인종들에게 적용되고 있으며, 문화적인 측면을 고려하도록 안내하고 있다.

- 질병을 설명하기 위해서 진단 기준과 함께 문화적 요인들을 고려한다. 일반적으로 나이와 성별을 염두에 둔다.
- 개인이 가진 문화적인 맥락 속에서 질병의 영향을 보다 정확하게 평가하는 문화적 공식화cultural formulation의 개요를 제공한다(Appendix I).
- 문화연관증후군culture-bound syndrome에 대해 기술하였다(Appendix I).

A. 진단

의사와 환자 간에 인종, 민족 또는 문화권이 서로 다른 경우에는 환자의 증상에 비해 보다 심각한 진단을 받을 가능성이 있다. 예를 들어 미국에서 흑인들은 유사한 증상을 보이는 백인들에 비해 조현병으로 진단되기 쉽다(Price, 1985). Harrison(1988)은 영국의 2세대 아프리카와 캐러비안 계통 후손들의 조현병 유병률이 영국 전체 평균의 14배에 달한다고 발표했다.

B. 통역

진료 환경에서 환자의 말을 해석하는 것은 단순히 통역하는 것을 넘어서 환자가 가진 문화적 배경을 이해하는 것이 필요하다. Haffner(1992)는 히스패닉/라틴계 환자들을 진료할 때 다음과 같은 경우들이 있다고 밝혔다.

- 여성이 출산할 때 몸이 마비될까 봐 경막외마취를 거절한다. 그리고 진짜 엄마가 되기 위해서는 고통을 느끼는 것이 필요하다고 생각한다.
- 유산이나 사산한 경우에는 임신했다고 생각하지 않는다. 임신 횟수에 대해 물어보면 출산한 경우만을 대답할 것이다.
- 임신 기간 중 음식을 제한하라고 하면 잘 받아들이지 않을 것이다. 아기가 마르면 건강하지 않을 것이란 믿음이 있기 때문이다.

또한 Haffner(1992)는 환자의 말을 가족이 통역할 경우에는 다음과 같은 점들을 유의해야 한다고 했다.

- 통역하는 사람이 가족 내 벌어지는 일로 인해 영향을 받고 있으며, 면담이 끝난 후에는 가족 내에서 자신의 역할로 복귀해야만 한다.
- 어린이가 통역자가 될 경우 가족의 위계질서에 반할 수 있다.
- 불편한 증상 또는 사적인 증상을 다른 가족들 앞에서 묘사하는 것을 꺼릴 수도 있다.
- 히스패닉 환자들은 의사의 치료 계획에 동의하는 것이 예의를

지키기 위해서일 수도 있다.

　환자에 대해 정확한 정보를 얻어내고 의학적인 추론을 하기 위해서는 문화와 언어에 대한 견고한 이해가 필요하다. Poma(1987)는 "우리가 어린 시절 사용했던 언어는 친밀한 상황이나 스트레스 상황에서 계속 사용된다"라고 말했다. Price(1975)는 통역을 하는 사람들이 저지르기 쉬운 실수에 대해 보다 구체적으로 언급했는데, 유도 심문, 왜곡된 질문, 환자가 제공하지 않은 정보를 덧붙이기, 정보를 누락시키기, 부주의나 서투른 언어 때문에 통역을 잘못하는 등의 경우가 있을 수 있다. 또한 Price(1975)는 환자의 정신병적 증상이 더 심할수록 통역상의 실수가 더 많아지게 된다고 보았다.

　이런 이유들로 인해 가능하다면 가족보다는 전문적인 통역가의 도움을 받는 것이 권장된다.

C. 정신약물학

　약동학pharmacokinetics은 생물학적인 시스템, 즉 우리 몸에서 약물이 어떻게 분포하고 대사되는지에 대한 연구다. 약력학pharmacodynamics은 약물이 어떻게 우리 몸에 영향을 주는지, 어떻게 수용제를 변화시키는 지에 대한 연구다. 그런데 이 두 가지에는 문화적 다양성이 미치는 영향이 상당하다. 거의 모든 정신과 약물은 cytochrome P-450(CYP) 효소계에 의해 대사된다. 이들 효소들은 다양한 속도로 작동을 하기 때문에 약물이 대사되는 속도에 영향을 준다. 느리거나 약하게 대사되는 사람은 같은 용량을 복용해도 대사가 적게 되기 때문에 혈중 약물 농도가 상대적으로 높게 측정된다. 수용체의 반응성도 약물의 효율에 영향을 미치는데, 이는 유전적 소인에 의해 결정된다. 다음은 인종적 다양성에 대한 연구 결과들이다.

- 동양인은 같은 용량을 복용 중인 백인에 비해 성별과 체중을 보정해도 혈청내 할로페리돌 농도가 52% 높게 나왔다(Pi, 1989).
- 백인들은 데시프라민 대사 속도가 빠르지만 혈청 농도는 아시아인이나 백인이나 큰 차이가 없었다(Pi, 1989).
- 흑인 양극성장애 환자들은 백인에 비하여 더 높은 혈청 리튬 농도를 가지고 있고 더 많은 부작용을 보고했다(Strickland, 1995).
- 동양인은 같은 용량을 복용해도 백인에 비해 벤조다이어제핀의 혈청 농도가 더 높게 나왔다(Lin, 1988).

하지만 인종의 차이에 대해 조사한 많은 연구들은 유보적인 결과를 나타냈다. 같은 인종 안에서도 상당한 개인적 다양성이 존재하고, 생물학과 별 관련이 없는 문화적 요인 역시 약물의 효과를 결정하는 데 강력한 영향을 미치기 때문이다. 예를 들어 약물에 대한 기대, 약물 순응도, 위약 효과, 그리고 부작용들은 문화적 요인의 영향을 잘 받게 된다(Kleinnian, 1988).

D. 다른 형태의 치료들

문화적 적응의 다양한 측면도 고려해야 할 대상이다. 이민자들이 이민국에서의 언어를 빨리 습득한다고 하더라도 질환에 대한 그들의 생각은 이전과 크게 다르지 않을 것이다. Turner(1997)는 많은 이민자들이, 심지어 그들이 의료인일 경우에도 그들 문화의 전통적인 치료자들을 찾는다고 보고했다. Kitron(1992)은 의사의 모국어가 아니라 환자의 모국어로 행해지는 치료가 문화적 적응에 도움을 줄 수 있다고 보고했다.

E. 종교

Gallup(1989)에 의하면 미국인의 94%가 신을 믿고 있다. 사람들은 자기들의 종교 지도자를 보면서 삶의 길을 찾는다. 그러므로 영적인 믿음에 대해 질문하는 것이 중요하다. Waldfogel(1993)은 환자의 종교적 믿음에 대해 알지 못하면 진단이 불완전해지고 결국 치료에 대한 선택이 좁아질 수 있다고 지적했다. 나아가 종교의 역할에 대한 이해가 없으면 의사 자신의 편견으로 인해 치료 과정에서 환자와 다툼이 생길 수도 있다. Waldfogel(1993)은 정신과적 평가 속에 종교적인 요소를 포함시킬 것을 제안했고, 미국정신의학회(1990)는 다음과 같은 사이드라인을 제시한 바 있다.

- 환자의 종교적 신념에 대해 알아보라.
- 환자와의 관계에서 문제가 생길 경우 의사의 태도에 대해 환자가 취약한 점을 갖고 있지는지 살펴보아야 한다.
- 의사가 특정한 종교적 혹은 반종교적, 이데올로기적인 내용을 환자에게 강요해서는 안 된다.
- 의사의 진단과 치료를 종교적 개념이나 의식으로 대신해서는 안 된다.

결혼 여부 및 자녀의 유무

환자의 결혼 여부는 개인력을 조사하면서 더 자세히 알아볼 수도 있지만 인적 사항을 들으면서 알게 되기도 한다. 이 정보를 통해 환자의 사회적 지지 상황과 가정 환경에 대해 그림을 그릴 수 있다. 배우자나 애인이 있다는 것은 일반적으로 긍정적인 지표인데, 다음과 같은 이유들 때문이다.

- 병전 기능이 더 높은 수준임을 알려준다
- 배우자나 애인은 중요한 정보 제공자가 될 수 있다.
- 배우자나 애인의 도움으로 약물 복용을 챙기고 병원에 잘 올 수 있도록 할 수 있다.

직업 유무

인적 사항의 마지막으로 환자의 고용 상태를 확인한다. 개인력의 한 부분으로 직업력을 청취할 수도 있다. 환자가 직업이 있는지, 있다면 어떤 종류의 일을 하는지 알아보는 것은 유용하다. 배우자나 애인이 있고, 직업이 있다는 것은 환자가 어느 정도 추진력, 책임감, 진취성을 갖고 있을 가능성을 보여주기 때문에 좋은 예후 인자로 간주된다.

요약

앞서 기술한 바와 같이 일부 의사들은 격식에 얽매이지 않는 가벼운 대화로 면담을 시작하는 것을 선호한다. 이러한 방법으로 환자를 편안하게 해주면서 인적 사항에 대한 정보를 얻을 수 있다. 또한 환자에 대한 가설을 설정하는 데 도움이 되는 정보를 얻을 수 있고, 나아가 당신이 더욱 어려운 질문을 물어볼 수 있도록 라포를 형성하는 데 도움을 받을 수 있다. 어떤 의사들은 인적 사항을 물을 때 폐쇄형 질문을 많이 사용하므로 현 병력을 조사할 때 개방형 질문을 사용하기 어려워질 수 있다고 생각해서 인적 사항에 대한 조사를 면담 후반으로 미루기도 한다. 인적 사항에 대한 정보는 면담이 끝날 때 알아보아도 무방하다.

개인 정보에 대해 묻는 것에 있어 또 하나의 어려운 점은 자칫하면 라포를 깨뜨릴 수도 있다는 점이다. 어린 학생과 면담을 하는 노인 환자들은 나이를 묻는 질문에 대답을 하지 않을 수도 있다. 면담 초기에 거북하지 않도록 보다 부드럽게 인적 사항을 묻는 방법들로 다음과 같은 것들이 있다.

나이에 대한 질문:

"몇 살이세요?"보다는 "나이가 어떻게 되시는지요?" 혹은 "나이를 말씀해 주시겠습니까?"

종교에 대한 질문:

"종교가 있나요?"보다는 "특별히 따르는 믿음이 있으신지요?"

결혼 상태에 대한 질문:

"결혼하셨나요?"보다는 "누구와 함께 살고 계신가요?"

문화에 대한 질문:

지레 짐작하는 것보다는 "당신의 문화적 배경은 무엇입니까?"

직업에 대한 질문:

"어디서 일하세요?"보다는 "당신은 어떻게 생활비를 마련하고 계십니까?"

문화적 상황을 고려해서 환자를 설명하는 예시:

노 씨는 45세의 중국계 남성이다. 기혼으로서 두 명의 자녀가 있으며, 자동차 정비공으로 일하고 있다. 불교 명상을 수련 중으로 핫도그를 사먹을 때 토핑을 고르면서 "모든 것을 합일해 달라"고 말한 적이 있었다.

CHAPTER 4

Chief complaints
주소

서론

다른 과를 방문하고 난 다음 정신과 진료를 권유받게 되는 경우가 많이 있다. 종합병원에서는 응급의학과나 가정의학과에서 정신과에 진료를 의뢰하는 것이 일반적이다. 응급실에서 환자들은 그들이 왜 병원에 왔는지에 대해 밝히는데, 응급실 기록을 보면 환자가 말한 문장이 그대로 기록되어 있는 경우가 많다. 이를 정신과에 방문한 이유 (reason for referral, RFR), 혹은 주소(chief complaint, CC)나 현재 호소 (present complaint, PC)라고 부른다. 'complaint'란 용어가 어감이 좋지 않다고 생각해서 사용하지 않는 의사도 있다.

이 주소를 파악하는 것은 진단 가설을 설정하는 데 필수적이다. 경험이 많은 의사는 단 한 가지 주소만을 가지고도 진단적인 가설을 세우기도 한다. 주소가 생각이 빨라지는 것 또는 만년필에 도청장치가 있다고 생각하는 것과 같을 때는 상대적으로 가설을 세우기가 쉽다. 반면에 왼쪽 팔의 통증과 같이 모호한 주소를 보일 때는 진단에 접근하는 것이 어렵다.

주소로 가설 만들기

진단적 가설을 세우는 능력을 촉진하는 데 도움이 되는 연습이 있다. 환자의 증상이나 주소를 수집한 다음 이와 관련성이 있는 진단을 5개 정도 나열해 보는 것이다. 5개보다 많은 진단을 동시에 생각하면서 작업하는 것은 현실적으로 쉽지 않은데다가 환자들의 진단은 5개를 넘어가는 경우가 별로 없다.

정신과 질환은 한 가지 증상만이 있는 것이 아니고 증상들이 서로 겹쳐서 존재하는 다양한 상태라는 것을 유념하길 바란다. 다음에 제시된 증상을 보고, 가능한 진단을 열거해 보자.

증상: 편집형 사고paranoid ideation
조현병
피해형 망상장애
편집성 인격장애
물질로 유발된 정신장애(예, 암페타민 또는 코카인)
일반적 신체 질환으로 인한 성격 변화

증상: 과대성grandiosity
조증 삽화 또는 경조증 삽화
자기애성 인격장애
과대형 망상장애
편집성 인격장애
물질 중독(예, 각성제)

DSM-IV-TR의 말미에는 진단적 추론을 하는 데 상당한 도움이 되는 내용이 수록되어 있다(Appendix A, Decision trees for differential diagnosis). 알고리듬을 따라가다 보면 특정한 진단에 이르게 되는 방식이다. 진단적 결론에 도달하기까지 위계hierarchy를 따라 조사를 하는 것이 유용하다. 예를 들어 정신 질환을 진단하기 위해서는 신체 상태나 물질 사용으로 인한 증상인지 여부가 반드시 배제되어야 한다.

요점

만약에 다른 과를 거치지 않고 방문한 환자라면, 첫 번째 질문으로 환자의 방문 이유를 물어보게 될 것이다. "병원에 어떻게 오셨습니까?"라고 물어보면 병원까지 타고 온 교통 수단에 대해 대답하는 경우도 있기 때문에 다음과 같이 질문을 해볼 수 있겠다.

- 요즘 어떤 어려움을 겪고 계신가요?
- 오늘 제가 어떻게 도와드리면 될까요?

모호한 주소

때로는 주소가 도움이 안 되거나 오해를 야기하는 경우도 있다. 다른 과를 거쳐서 방문한 환자의 경우에는 어떤 이유 때문에 정신과에 의뢰되었다고 생각하는지 물어본다. 신체적인 증상을 주소로 의뢰되는 경우도 많은데, 이는 특정한 질병의 비전형적인 증상 때문일 수도 있고, 다음과 같은 이유 때문일 수도 있다.

- **신체망상**somatic delusions: 신체적 기능에 대한 확고하고 잘못된 믿음
- **전환장애**conversion disorder: 신경학적 또는 의학적 상태일 가능성이 있는 결함 상태
- **신체화장애**somatiztion disorder: 특별히 입증된 병리 없이 나타나는 광범위한 신체적 불편감
- **건강염려증**hypochondriasis: 심각한 질병에 걸렸다는 지속적인 두려움
- **허위성장애**factitious disorder: '환자 역할sick role'을 위한 자진적인 상처 또는 증상
- **꾀병**malingering: 안정제 처방, 출근 안하기, 법적 상황 회피 등 이차적 이득secondary gain을 얻기 위해 의식적으로 증상을 만들어 내는 것
- **문화연관증후군**culture-bound syndrome: 다양한 신체적 증상들을 수반하는 우울증과 같이 문화의 영향을 받아 발현되는 정신과적 상태(DSM-IV-TR의 Appendix I 참조)

CHAPTER **5**

History of present illness
현 병력

서론

현 병력(History of present illness, HPI)은 많은 정신과 의사들이 면담에서 가장 중요하게 생각하는 부분이다. 정신상태검사가 제일 중요하다고 생각하는 의사들도 있겠지만, 현 병력만 잘 조사하면 정신상태검사에 필요한 정보의 절반 이상을 얻을 수 있다. 그렇기 때문에 대부분의 면담에서 현 병력 청취에 가장 많은 시간을 할애한다.

현 병력의 목적
- 라포의 형성
- 증상의 기록과 조사
- 진단적 가설의 수립과 수정
- 정신상태검사
- 사실과 감정을 알아내기 위한 단서들의 조사

현 병력의 구조

현 병력은 깔때기와 같은 모습으로 형상화될 수 있는데, 깔때기의 위쪽(초반부)에는 개방형 질문을, 아래쪽(후반부)에는 좀 더 집중적인 질문을 던지는 것이다.

Morrison(1995), Shea(1998), Othmer & Othmer(2002) 모두 현 병력의 초반부에는 비교적 구조화되지 않은 시간을 가져볼 것을 권유했다. Morrison은 환자에게 자유롭게 이야기할 수 있게끔 5분 정도의 시간을 주라고 말했다. 이런 방식은 라포 형성에 도움이 되는데 이때 환자들이 가장 괴로운 점에 대해 털어놓기 때문이다.

한 연구에서는 환자가 말을 시작한지 20초 이내에 의사가 끼어든다는 결과를 보고한 바 있다(Beckman & Frankel, 1984). 면담 초기에 당신은 개방형 질문을 사용하고, 환자가 자신의 이야기를 털어놓을 수 있도록 촉진하는 기법을 사용해야 한다. 15~20초 이상 길어지는 침묵은 대개 도움이 되지 않는다.

당신은 처음의 5분 동안 어떤 개입을 할 수도 있겠지만, 이는 환자가 말을 계속할 수 있도록 하는 수단이 되어야지 말을 방해하는 것이 되어서는 안 된다.

시간선time line을 만들고, 기준 시점reference point을 선택한다

현재 환자의 어려움들에 대한 시간선을 만들어 보면 현 병력을 구조화하기 쉽다. 현 병력은 일반적으로 현재보다 1개월 가량 앞선 시점부터 구성된다. 이때 진단 기준에서 규정한 질병의 기간을 참고하는 것이 필요하다. 정신 질환의 진단 기준에 부합하기 위해서는 다음과 같이 증상이 일정 기간 이상 지속되어야 한다.

- 조현병 – 6개월
- 우울증 삽화 – 2주
- 조증 삽화 – 1주
- 경조증 삽화 – 4일

현 병력과 과거력을 구분할 수 있는 기준 시점reference point을 알기 위해서는 다음과 같은 질문을 던져 보는 것이 좋다.

- 당신이 마지막으로 잘 지냈던 시기는 언제인가요?
- 당신은 언제까지 평소의 모습을 유지하였습니까?
- 어떤 시기부터 상황이 변했나요?

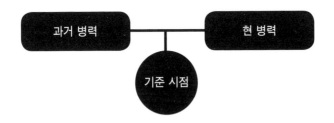

환자의 현재 문제를 촉진하는 요인들precipitants에 대해 조사해 보는 것도 기준 시점을 정할 수 있는 좋은 방법이다. 가장 흔한 촉진 요

인들은 다음과 같다.

- 대인 관계상의 문제
- 약물 남용(예, 중독과 금단 증상)
- 새로운 치료제 복용 시작
- 기존 치료제 복용 중단
- 내과적 증상의 발생(예, 갑상선기능저하증)

증상의 평가

면담을 시작하고 나면, 그동안 있었던 일들을 시간 순서대로 알려 주는 환자들도 있겠지만, 대개의 환자들은 위기의 순간에 국한된 이야기만을 할 것이다. 면담자는 환자가 제공한 정보를 가지고 그가 정신 질환에 해당하는지를 알아내야 하고, 환자가 언급하지 않은 증상의 존재 여부에 대해서도 물어보아야 한다. 그 다음에는 이런 증상이나 불편함이 장애에 충분히 해당될 수준인지를 확인해야 한다. 정신 증상들은 내과 질환에 대해 조사할 때와 마찬가지로 충분히 탐색해야만 한다. 예를 들어 흉통을 호소할 경우에 그 양상, 기간, 방사통, 빈도, 강도, 발생 시점 등의 다양한 특성들에 대해 모두 조사하는 것과 다름이 없다.

정신 증상에 대한 특성들

- 발생 시점onset
- 기간duration
- 빈도frequency
- 예시examples
- 촉진 요인precepitating과 개선 요인ameliorating
- 증상에 대한 환자의 처리handling
- 증상이 사회적social, 그리고 기능적functional으로 미치는 영향

DSM-IV-TR에 대한 추가적인 정보[3]

DSM-IV-TR은 진단의 완전한 요약을 위하여 다축 진단 체계multi-axial diagnostic system를 사용한다.

- Axis I: 주요 정신과적 증후군Major psychiatric syndromes, 임상적 진단clinical disorders
- Axis II: 인격 장애Personality disorders, 부적응적인 인격적 측면 Prominent maladaptive personality features, 자아 방어 기제Ego defense mechanisms, 지적 장애Mental retardation

---

3) DSM 체계는 2014년에 DSM-5로 개정되었고, 다축 진단 체계를 사용하지 않게 되었으나, DSM-IV-TR이 담고자 한 의미를 알아두는 것은 여전히 유용하다.(옮긴이 주)

- Axis III: 일반적인 의학적 상태들General medical conditions
- Axis IV: 심리사회적, 환경적인 문제들Psychosocial and environmental problems
- Axis V: 전반적인 기능 수준Global Assessment of Functioning, GAF

또한 DSM-IV-TR은 정신 증상의 심각도severity에 대해 세부 규정specifier을 두고 있다.

- **경도**mild: 진단을 내리기 적합할 정도만의 소수의 증상을 가지고 있거나 증상의 결과가 약간의 사회적 또는 직업적 기능의 손상을 초래할 경우
- **중등도**moderate: 경도와 고도의 사이에 있는 중간 정도의 기능 손상이 있는 경우
- **고도**severe: 진단에 적합한 증상들이 다수 존재하거나 특별히 심한 증상들이 존재할 경우 또는 증상의 결과가 사회적 또는 직업적 기능의 뚜렷한 손상을 초래할 경우

증상으로 인해 사회적, 경제적 또는 다른 주요한 기능적인 측면에서 저명한 고통이나 손상을 일으킬 때 진단을 내릴 수 있다. 일상 생활에서 겪게 되는 스트레스 요인들은 Axis IV에 기술하는데, 주로 다음과 같은 것들이다.

- 일차 지지 집단과의 문제problems with primary support group
- 교육적 문제educational problems

- 직업적 문제occupational problems
- 주거문제housing problems
- 경제적 문제economic problems
- 의료 접근성에 대한 문제problems with access to health care services
- 사회적 환경과 관련된 문제problems related to the social environment
- 사법 체계와 관련된 문제problems related to interactions with the legal system

정신상태검사에 대한 추가적인 정보

정신상태검사는 다음의 두 가지 이유 때문에 잘 행해지지 않고 있다.

- 질문을 공식화formulation하기가 어려운데, 정신상태검사에서 묻는 질문들은 내과나 외과 의사들은 잘 사용하지 않고 있다.
- 진단을 내리고 치료 계획을 세우는 데 있어서 정신상태검사의 질문들이 별 도움이 되지 않는 것처럼 보인다.

이 두 가지 난관만 잘 극복할 수 있다면, 면담 시 정신상태검사를 하는 것이 즐겁고 흥미를 유발하는 작업이 될 것이다. 정신상태검사에 필요한 정보의 절반 가량은 대부분 "그냥" 얻어지게 되는데, 현 병력을 수집할 때 초반의 5분 동안만 신경을 쓰면 가능한 일이다.

저절로 얻을 수 있는 상태	물어봐야 알 수 있는 상태
의식의 수준level of consciousness	지남력orientation
외모appearance	인지기능cognitive function
행동behavior	자살/타살에 대한 생각suicidal/
협조도cooperation	homicidal thoughts
신뢰도reliablilty	지식 기반knowledge base
정동affect	지각perception
사고의 형태thought form	감정mood
	사고 내용thought content

진단 내리기

구조화되지 않고 자유롭게 말하는 방식으로 진행되는 초반의 면담 시간 동안 환자는 진단 기준에 상응하는 증상과 감정, 행동, 지각에 대해 언급할 것이다. 이때 면담자는 이러한 정보의 조각들을 맞추어 서 좀 더 완전한 상태로 평가하고, 진단 기준상에 명시되어 있는 증상 들과의 관련성을 확인해야 한다.

Feightner(1975)와 Barrows(1979)는 의사들이 면담을 시작한지 1분 이내에 평균적으로 6가지의 증상을 수집해서 진단적인 가설을 수립 하기 시작하고, 5분 안에 그 가설을 완성시킨다고 보고했다. 대부분 의 중요한 정보들은 면담의 초반 1/4 이내에 획득되었다.

숙련된 면담가는 적은 단서를 가지고도 가능한 진단의 목록을 추 려내는 법을 알고 있다. 각각의 진단은 1~2개 정도의 본질적인 특징 hallmark, 혹은 핵심적이고 다른 질환과 구분되는 양상을 갖고 있다. 예를 들어 우울증을 진단하기 위해서는 환자가 우울한 감정을 경험 하거나 즐거움을 상실한 상태여야 한다. 그밖에 다른 증상들도 중요하지만, 우울증이라면 이 두 가지 증상 가운데 적어도 한 가지는 반드시 만족하고 있어야 한다. 다시 말해 이 특징적인 증상은 필요 조건이다. 하지만 진단을 내리기 위한 충분 조건은 아니다. 이러한 특징적인 증상들을 확인하는 것이 계통 문진review of system을 할 때 필요한 선별 질문을 구축하는 기반이 된다.

현 병력을 묻는 기법들

환자들에게 "이로 인해 당신은 어떤 영향을 받았습니까?"라는 질문을 던지는 것이 중요하다. 이런 질문들을 통해 진단 기준에 부합하는지 탐색하거나 스트레스 요인에 의해 영향받아 나타난 심리사회적인 변화를 알 수 있게 된다. 예를 들어 다음과 같은 질문들이다.

진단을 내리기 위한 질문:
이로 인해 당신의 수면과 식욕, 기력의 정도에 어떤 영향을 받았습니까?
심리사회적 변화를 알아보기 위한 질문:
이로 인해 당신의 대인 관계에 있어 어떤 영향을 받았습니까?

환자의 말을 단어 그대로 받아들이면 안 된다. 만약에 환자가 정신과적 단어나 진단을 언급한 경우라면 그 진정한 의미를 탐색해야 한다. 예를 들어 환자가 직접적으로 '우울증'이란 단어를 언급했을 때는 어떤 의미로 그 용어를 사용했는지를 물어보아야 한다. 또한 단어의 의미를 지적으로 설명하도록 해서는 안 된다. 그 대신에 "당신이 경험한 우울증에 대해 말해주세요"와 같이 부탁함으로써 환자들이 스스로 경험한 것을 이야기할 수 있게끔 하는 것이 좋다.

요약

현 병력을 수집할 때 유용한 정보는 환자의 서술로부터 얻을 수 있다. 이러한 정보들을 토대로 진단적 가설을 세우게 되며, 그 다음에는 폐쇄형 질문들을 통해 유사 진단들을 감별해 나간다. 동시에 환자의 사회적, 경제적 기능에 미친 영향을 파악하기 위해 증상과 스트레스 요인에 대한 심리사회적인 측면을 조사해 본다.

현 병력을 수집하는 동안 면담자는 정신상태검사를 함께 시행할 수 있어야 하는데, 의식 수준, 외모, 행동, 협조도, 신뢰도, 정동, 사고의 형태와 같은 정신상태검사의 요소들은 면담 시의 관찰을 통해 평가되는 것이기 때문이다.

면담 초반에 5분 가량 환자가 자유롭게 말할 수 있도록 하는 것이 라포와 치료적 동맹을 형성하는 데 도움이 된다. 중요한 정보에 주의를 기울이고 있다가 면담을 매끄럽게 전환시키는 데 이용해 본다. 예를 들어 환자가 가족에 대해 어떤 점을 언급한 경우라면 이를 기억해 두었다가 가족력에 대한 질문으로 넘어갈 때 사용할 수 있다.

현 병력 수집을 마무리하는 시점에서 진단적 가설도 수립된다. 현 병력을 통해 형성된 진단적 가설이 이후 정신상태검사를 제외한 다른 부분에서 얻은 정보를 통해 완전히 뒤바뀌게 되는 경우는 매우 드물다.

CHAPTER 6

Psychiatric history
정신과적 과거력

서론

현 병력이 완성되고 나면, 이제 면담은 환자의 전체 삶을 관통하고 있는 정신과적인 어려움을 이해하는 데 초점이 맞춰진다. 이를 정신과적 과거력psychiatric history, 혹은 과거의 정신과적 병력(past psychiatric history, PPH)이라고 부른다(사실 병력이란 모두 과거에 일어났던 일들이므로 PPH는 중복된 문구이다).

정신과적 과거력의 목표
- 질병의 기간에 대한 시간선을 제작
- 질병의 경과 및 심각도에 대한 결정
- 증상에 영향을 미치는 소인, 촉발, 지속, 방어 요인에 대한 이해
- 과거 입원에 대한 정보 획득
- 과거 시도된 치료들과 그 효과에 대한 정보 획득
- 병식과 판단력에 대한 평가

시간선 완성하기

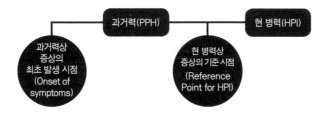

정신과적 과거력 부분에서는 환자의 일생 동안의 병력을 이끌어내는 것에 초점을 맞춘다. 현 병력 부분에서 만들어진 시간선을 확장해서 이제 증상이 처음 발생한 시점이 기준 시점이 된다. 정신과적 과거력은 다음과 같은 점들을 염두에 두면서 시간 순서대로 조사한다.

- 증상의 발현 나이
- 발병 전 기능의 수준
- 삽화 사이의 기능의 수준
- 삽화의 횟수
- 입원 치료의 횟수

정신과적 과거력은 간단한 그래프로 표시될 수 있다. Y축은 증상의 현재 유무나 심각도(경도, 중등도, 고도) 혹은 기능의 정도를 나타내고, X축은 시간으로서 증상의 최초 발생 시점부터 시작된다.

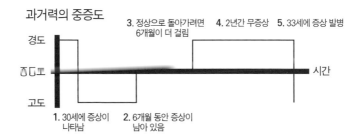

앞의 18~19쪽에 질병을 이해하기 위한 생물-심리-사회학적 접근이 소개되어 있는데 이는 격자 식으로 완성된다. 예를 들어 우울증으로 고통 받고 있는 환자의 정신과적 과거력에 대한 정보를 격자 식으로 표현하면 아래의 표와 같이 될 것이다.

	생물학적 요인	사회적 요인	심리적 요인
소인	우울증의 유전적 소인(강한 가족력)	내성적이고 타인을 불편해 함	9세경 모친과 사별
촉발 요인	암페타민의 복용	오랜 교우 관계의 단절	학업에 어려움을 겪었으며 대학 입시에 낙방함
지속 요인	갑상선기능저하증 동반	사회적 지지를 제공해 줄 수 있는 사람이 거의 없음	자존감이 낮으며, 진학을 주저함
방어 요인	전반적인 건강 상태는 좋고, 암페타민을 끊을 이지가 있음	직업을 가지고 있으며, 도움이 되는 프로그램에 참여함	평균 이상의 지능과 다방면에 흥미가 많음

질병의 경과와 심각도

발병 나이와 병전 기능 수준을 알게 되면, 질병에 대해 서술과 요약을 할 수 있게끔 개방형 질문을 던진다. 질병이 환자에게 어떤 영향을 주었는지가 특히 관심사일 것이다. 전반적으로 질병의 심각한 정도를 알기 위해 물어볼 수 있는 질문들은 다음과 같다.

- 병으로 인해 하지 못했던 것들은 무엇입니까?
- 병을 앓고 나서 어떻게 달라졌습니까?
- 병에 대해 어떻게 대처하였습니까?

질병의 전체 경과는 앞 77쪽의 그래프와 같이, 그리고 개별적인 삽화는 아래 그래프와 같이 그려볼 수 있다.

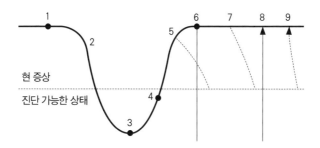

요점

1. 정상적인 기능을 유지했던 병전 상태premorbid level
2. 증상의 발현onset
3. 증상이 가장 심한 상태(대개 이때 병원을 방문한다.)
4. 치료에 반응response
5. 관해remission: 병전 상태 수준으로 증상이 호전됨(temporary recovery)
6. 회복recovery: 병전 상태 수준으로 기능이 회복됨
7. 재발relapse: 회복된 이후 증상이 다시 나타남
8. 회복의 지속continuation of recovery: 6개월에서 1년 정도 회복 상태가 유지됨
9. 재발병recurrence: 질병의 완전한 새로운 삽화가 다시 발병함

입원력Hospitalizations

일반적으로 입원을 하는 경우는 대부분 병이 심할 때다. 과거의 입원력은 미래의 치료 계획을 세우는 데 있어 매우 중요한 정보가 된다. 어떤 환자들은 일일이 기억하지 못할 정도로 수없이 입원을 반복하기도 한다. 이런 경우에는 다음과 같은 점들을 조사하는 것이 유용할 것이다.

- 입원의 총 횟수
- 첫 번째 입원의 날짜, 기간 및 입원 이유
- 마지막 입원의 날짜, 기간 및 입원 이유
- 재입원을 하게 되는 이유 혹은 패턴(예, 약물 순응도 저하, 약물 남용 등)

환자들이 입원을 해야 하는 상황임에도 거부했기 때문에 입원 횟수가 적을 수 있다는 점을 감안해야 한다. 이런 경우에는 과거에 입원을 권유받았던 적이 있었는지를 물어보는 것도 좋은 방법이다. 반면에 어떤 환자들은 사회적인 이유로 입원을 반복하는데, 이런 경우에는 질병의 심각도가 실제보다 과대 평가될 수 있다.

치료의 과거력Treatment history

향후의 치료 계획을 세우기 위해서는 환자가 과거에 어떤 종류의 치료를 받아왔는지 알아보는 것이 매우 중요하다. 환자의 질병 경과와 심각도를 조사한 다음에는 과거와 최근에 받았던 치료가 어떤 것들이었는지에 대해 확인해야 한다. 치료에 대해 물어보는 질문들은 다음과 같다.

- 당신은 과거에 어떠한 도움들을 받았습니까?
- 이전에 치료받을 당시에 상태는 어땠습니까?
- 당신이 차이를 느끼는 치료 방법이 있었습니까?

정신과적인 치료는 일반적으로 정신치료psychotherapy와 약물치료 pharmacotherapy, 그 밖의 치료들로 나뉜다.

정신치료에 대해 확인해야 하는 것들
- 정신치료 유형과 치료받은 기간
- 치료 강도 (얼마나 자주 치료를 받았습니까?)
- 치료 종결 (합의하고 종결지었습니까 아니면 당신이 임의로 그만 두었습니까?)
- 치료 결과 (치료를 받으면서 당신 자신에 대하여 배운 점들은 무엇이었습니까?)

약물치료에 대해 확인해야 하는 것들
- 사용한 약물의 종류와 용량, 복용 기간
- 약물 복용 후 이득
- 약물 복용 후 부작용(약물 순응도와 관련)
- 약물 순응도와 치료의 종결

그 밖의 치료들

- 전기경련치료, 자기자극치료 등 neuromodulation
- 사회적 지지
- 직업 재활
- 종교 상담

최근 받은 치료

최근 받은 치료에 대해서는 현 병력, 정신과적 과거력, 내외과적 질병의 과거력 부분에서 물어볼 수도 있다. 어느 부분에서 물어보아도 좋지만, 최근의 정신치료와 약물치료, 그리고 보조적으로 사용된 모든 방법들에 대해 정보를 얻어야 한다.

병식insight 및 판단력judgement

병식과 판단력은 정신상태검사의 항목이다. 정신과적 과거력을 청취하는 동안에 환자가 갖고 있는 자신의 질병에 대한 자각, 그리고 괴로울 때 도움을 구하기 위해 취했던 행동들을 알아보면서 환자의 병식과 판단력 수준을 측정해 볼 수 있다.

병식이란 질병과 치료에 대해 환자가 어떤 지식과 자각을 가지고 있는지에 대한 것이다. 정신과에서는 흔히 다음과 같이 풀이되기도 한다.

- 질병의 유무에 대한 자각
- 질병을 악화시키는 요소 혹은 질병과 연관된 요소를 이해
- 여러 증상과 징후들을 정신과적인 상태의 일부로서 이해

판단력이란 환자의 의견 혹은 환자에 의해 내려진 결정을 의미하며, 다음과 같이 표현되기도 한다.

- 결정
- 어떤 행동을 할 것인지 말 것인지와 그에 대한 이유
- 어떤 행동을 할 경우와 하지 않을 경우 각각의 결과를 이해

병식과 판단력이 보존되어 있을 경우에는 치료가 성공하는 데 큰 도움이 되며, 향후 환자의 예후를 결정짓는 중요한 요인으로 작용한다.

CHAPTER 7

Medical history
내과적 과거력

서론

Langsley(1982 & 1988)는 정신과 전문의로서 갖추어야 할 주요한 기술과 지식들에 대해 조사한 바 있는데, 여기서 1위로 선정된 지식이 바로 내과적 질환과 정신과적 질환을 구별할 수 있는 능력이었다. 이런 능력은 실로 **중요한 것으로서** 내과적 질환과 정신과적 질환이 겹치는 부분에 대한 세부 전공인 자문 조정Consultation-Liaison도 있다. 정신과 수련에 앞서 일반적인 내과 수련을 마치는 것이 필요한 이유이기도 하다.

내과적 과거력(medical history, MedHx)은 환자에게 신체적인 문제가 존재하는지, 그리고 치료가 어떻게 되고 있는지에 대해 정보를 얻는 것이다.

목표
- 환자가 갖고 있는 내-외과적 질환들을 열거
- 어떤 질병이 현재도 존재하는지 확인하고, 질병의 심각도와 경

과를 파악

- 환자가 복용 중인 약물의 이름들 확인
- 기존의 알려지나 약물에 대한 반응 및 부작용을 확인
- 정신과적 문제를 야기할 수 있는 내과적 상태에 대한 점검
- 시간이 허락한다면 내과적 계통 문진도 시행

정신과 환자에서의 내과적 질환

Anfinson(1992)는 정신과에 입원한 환자 가운데 80%가 뚜렷한 신체적 질병을 갖고 있음을 보고했으며, Koryani(1979)는 정신과 입원 환자 가운데 거의 절반 가량에서 내과적 질환이 간과되고 있었다고 보고했다. 이 가운데 2/3 가량은 내과적 질환이 정신과적 질환에 의한 영향으로 여겨졌으며, 1/5 가량은 내과적 질환이 정신과적 질환의 원인으로 여겨졌다. Anfinson(1992)는 내과적 질환을 진단하는 데 있어서 가장 유용한 것은 바로 과거력을 조사하는 것이라고 강조했다. 그 다음이 이학적 검사와 혈액 검사였다. 과거력과 이학적 검사, 혈액 검사, 심전도, 소변 검사, 뇌파 검사를 통해 90% 이상의 내과적 질환을 발견할 수 있다.

내과적 질환과 정신과적 질환의 관계

다음은 환자가 내과적 질환과 정신과적 질환을 동시에 갖고 있을

때(comorbidity) 고려 될 수 있는 4가지 방식의 상호 관계이다.

- 정신과적 질환이 내과적 질환에 영향을 미치는 경우
- 정신과적 치료가 내과적 질환에 영향을 미치는 경우
- 내과적 질환이 정신과적 질환에 영향을 미치는 경우
- 내과적 치료가 정신과적 질환에 영향을 미치는 경우

정신과적 공존 질환의 영향

정신과적 질환과 내과적 질환을 동시에 앓고 있는 환자는 의료비 지출이 많을 것이며, 예후도 덜 좋을 것이다. 내과적 상태와 정신과적 상태 간의 이러한 불행한 관계로 인해 두 질환들은 서로를 지속시키는 효과를 가진다.

정신과적 질환으로 인해 유발될 수 있는 내과적 합병증

조현병
- 흡연으로 인한 호흡계통 질환들과 폐암
- 식이, 비만 및 운동 부족으로 인한 심혈관계 질환
- 약물의 항콜린성 부작용으로 인한 치주 질환

기분장애

- 면역 기능 저하로 인한 감염
- 약물의 부작용 또는 우울 증상으로 인해 유발된 과식과 탄수화물 탐닉, 그 결과인 비만

폭식증

- 전해질 불균형, 탈수 및 알칼리혈증
- 반복된 구토로 인한 식도 열상(Mallory-Weiss tears)

거식증

- 가장 염려스러운 합병증은 심혈관계 합병증
- 부정맥, 서맥, 저혈압 및 울혈성 심부전
- 요석, 골다공증, 무월경, 고코르티졸혈증

요점

정신과적 과거력을 청취하다가 내외과적 과거력으로 넘어가는 것은 대개 어렵지 않다. 주제를 바꾸는 것을 알리기 위해 "이제 나는 당신의 신체 건강 상태에 대해 알고 싶습니다"와 같은 말을 할 수도 있다. 다른 부분에서와 마찬가지로 개방형 질문으로 시작하는 것이 수월하다.

- 당신은 내과적인 문제를 갖고 있습니까?

- 과거에 특정한 질병을 앓았거나 수술을 받았던 적이 있습니까?
- 특정한 문제에 대해 병원에 정기적으로 방문하고 있습니까?

  내과적인 질환들을 전부 상세하게 파악하는 것이 이상적이겠지만, 어떤 환자들은 임상적으로 모두 기술할 수 없는 난해한 내과적 과거력을 가지고 있기도 하다. 이런 경우에는 다음 사항들에 초점을 맞추는 것이 좋다.

- 현재 앓고 있는 질병과 그에 대한 치료
- 가장 심각한 질병
- 정신과적으로 가장 연관이 있는 질병

  내과적 과거력은 상대적으로 면담 초반에 기록하는 것이 중요한데, 그 이유는 정신과적 증상을 유발하거나 지속시킬 수 있는 '기질적 organic'인 원인을 최대한 빨리 알 수 있기 때문이다. 여기서 기질적이라는 단어는 내과적 질환이나 약물의 영향을 의미한다. 기질적인 요인으로 인해 유발되는 정신과적 질환은 일차적으로 발생하는 정신과적 질환과 거의 동일하다. 그렇기 때문에 진단을 내리기 위해서는 환자의 질병을 유발 가능한 병리 기전들을 모두 고려하는 연습을 하는 것이 중요하다.
  어떤 의사들은 내과적 과거력을 수집하면서 내과적 계통 문진을 함께 수행하기도 하고, 어떤 의사들은 신체 검사를 하는 도중에 내과적 과거력을 물어보기도 한다.

단서를 찾는 법

환자들이 그들이 가진 내과적 질환이 현재의 정신과적 문제와 특별히 연관되어 있지 않다고 생각하는 바람에 정보를 제공하지 않는 경우도 있다. 자신의 내과적 과거력을 잊어버린 환자도 있을 것이다. 환자가 가진 내과적 혹은 정신과적 질환에 의해 인지적 어려움이 발생해서 그럴 수도 있다. 이런 경우에는 의무 기록과 환자 보호자들로부터 정보를 얻어야 한다. 많은 환자들이 자신이 복용하고 있는 약물의 이름을 모르고, 단지 색깔과 크기, 모양만을 말해 준다. 약전이나 약물 정보 사이트를 통해 약물을 확인할 수 있는 사진 정보를 얻을 수 있다.[4] 기존의 주치의나 약국에 처방에 대해 문의해 볼 수도 있다. 이때는 최근 약물을 중단했거나 용량을 변경했는지를 꼭 확인해야 한다.

---

4) 우리나라에는 KIMS의약정보센터(https://www.kimsonline.co.kr)나 드러그인포(https://www.druginfo.co.kr)가 대표적인 약물 정보 사이트이다.(옮긴이 주)

CHAPTER 8

Substance use history
물질력

개요

과거에 신경계에 영향을 미치는 물질substance을 복용했는지에 대
해 조사하는 것은 면담에서 중요한 부분이자 정신과적 연구에 있어
서도 매력적인 분야이다. 물질은 정신과적인 상태를 야기하는데, 이
는 정신 질환의 신경화학적 기초를 연구하는 데도 중요한 단서가 된
다. 물질 사용 여부에 따라 진단이 달라진다. DSM에서는 정신 증상
이 물질이나 일반적 의학 상태에 의한 영향일 경우 정신 질환을 우선
진단하지 않도록 정하고 있다. 어느 정도의 기간 동안 물질을 복용하
지 않은 상태여야 정신 질환에서 물질의 영향을 배재할 수 있을지에
대해 의사들의 의견은 다양하다. DSM-IV-TR에서는 보통 한 달 정
도 물질 남용이나 의존의 기준에서 벗어난다면 관해 상태로 간주한
다. 물질의 사용은 전반적으로 나쁜 예후 인자로 볼 수 있으며, 다음
의 상태와 관련이 있다.

•

- 치료에 좋지 않은 반응
- 치료에 낮은 순응도
- 재발 횟수 및 심각도의 증가

물질 오용substance misuse은 정신 질환과 높은 상호 관계를 가지고 있다. 물질과 관련된 진단을 갖고 있는 남자의 75%와 여자의 65%에서 동시에 다른 정신과적 질환을 갖고 있다.

물질력에 대한 목표
- 물질 사용 패턴을 확인
- 물질 오용 여부를 선별
- 사회적, 직업적 기능의 손상이나 내과적, 법적, 심리적 문제를 유발하는 물질을 사용하는지를 선별한다. 다음과 같은 특성을 파악한다.

"DRAPE"
Duration of use: 사용 기간

Route: 경구 흡입, 경구 복용, 비강 흡입, 주사 등 투여 경로

Amount: 사용량

Pattern: 집중 투여, 매일 투여, 간헐적 투여 등 사용 패턴

Effects: 사용으로 인한 효과

물질 관련 문제들의 스펙트럼

물질로 인한 질환들은 사회적으로 큰 문제가 되고 있다. 전체 인구의 1/8 가량이 물질 관련 진단 기준에 부합한다. 물질 사용의 경력이 있는 사람들은 정신과적 증상을 흔히 나타내므로 이에 대해 조사를 해볼 만한 가치가 있다. Mintz(1980)는 물질 사용에 대해 물어보지 않으면 환자는 말하지 않을 것이라고 지적했다. 물질 사용은 다방면에서 해로운 영향을 주는데, 그중에서도 중요하고 전형적인 문제들은 다음과 같다.

- 가족 문제
- 사회적 기능
- 신체적 건강 문제
- 정신과적 긴강 문제
- 법적인 어려움
- 직업적 기능

물질 관련 장애들

DSM-IV-TR에서는 물질 남용에 대해 중독 상태와 금단 상태를 바탕으로 질환을 정의하고 있다. 또한 장애를 두 가지 ─ 물질 남용substance abuse과 물질 의존substance dependence ─ 단계로 구분

하고 있다.[5]

물질 남용
"HELP"

Hazardous circumstance: 위험한 환경은 물질 사용을 촉진한다.

Evasion of obligations: 물질 사용으로 인해 자신의 의무를 회피한다.

Legal difficuties: 물질 사용으로 인해 법적인 문제에 처한다.

Problems: 물질 사용으로 인해 사회적 대인적 관계의 문제가 발생한다.

물질 의존
"ROLAID PUPILS"

Relief of withdrawal symptoms: 물질을 사용해서 금단 증상을 줄인다(금단의 두 번째 진단 기준).

Occupational & social activities: 물질 사용으로 인해 직업적, 사회적 활동들에 영향을 받았다.

Larger amounts: 의도했던 것보다 더 많은 양을 사용한다.

Awareness of problems: 물질 사용과 관련된 문제를 인식하고 있다.

Increased amounts: 물질의 사용량이 점점 증가한다(내성의 첫

---

5) DSM-5에서는 더 이상 남용과 의존을 엄격하게 구분하고 있지 않으나 남용과 의존의 의미를 알아두는 것은 여전히 중요하다.(옮긴이 주)

번째 진단 기준).

Diminished effect: 물질의 효과가 점점 줄어든다(내성의 두 번째 진단 기준).

Persistent desire: 물질을 조절하려고 노력해도 갈망이 지속된다.

Unsuccessful efforts: 물질을 조절하려고 노력해도 실패한다.

Personal problems: 물질 사용으로 인해 사회적, 대인 관계에서의 문제가 발생한다.

Investment of time: 물질을 구하기 위해 시간을 소비한다.

Longer duration: 원래 의도했던 것보다 오랫 동안 물질을 사용한다.

Symptoms of withdrawal: 금단 증상이 발생한다(금단의 첫 번째 진단 기준).

- 남용이나 의존을 진단하기 위해서는 그 증상과 징후가 같은 12개월 안에 존재해야 한다.
- 의존은 남용보다 심각한 상태이다. 만약 의존의 진단 기준에 부합하는 상태라면, 동시에 남용을 진단하지 않는다.

물질 오용을 알 수 있게 해주는 단서들

환자가 겪는 어려움은 대개 가족 내에서 처음 표출된 다음 다른 분야로 영역을 넓혀 간다. 그러므로 환자의 대인 관계에 대해 물어보는 것이 물질 오용의 가능성을 선별해줄 수 있는 질문이 될 수 있다. 환자는 함구하지만, 그의 가족, 친구, 동료들이 물질 사용 정보를 말해 주는 경우도 있다. 주치의나 의무 기록 등을 통해서도 정보를 얻을 수 있다. 하지만 다른 사람들과 이야기하기 전에 반드시 환자의 동의를 구하는 것이 좋다.

혈액 검사나 이학적 검사 역시 물질 사용에 대한 중요한 단서를 제공한다. 예를 들면 외상, 감염, 생화학적 이상, 혈액학적 이상, 체중 감소, 불면증 등은 물질 사용을 암시하는 소견이다. 이러한 소견들은 특히 알코올 의존에서 잘 나타나는데 알코올이 뇌와 혈액세포, 내장 기관들에 영향을 미치기 때문이다.

다음과 같은 행동들은 물질 문제를 시사하는 미묘한 신호들일 수도 있다.

- 면담자를 외면한다.
- 자세가 빨리 바뀐다.
- 목소리 톤이 변한다.
- 불안하고 안절부절못한다.
- 표정이 변한다.
- 주저하는 모습

다음은 선별 질문에 대하여 물질 문제를 시사하는 대답들이다. 예를 들어 알코올 사용에 대해 물어보았을 때, 환자가 다음과 같이 대답하는 경우라면 알코올 문제에 대해 보다 주의 깊게 살펴보아야 한다.

- 난 일요일에는 절대 안 마셔요.

- 난 다른 술 말고 맥주만 마셔요.
- 내 주치의가 저녁에 적포도주 한 잔 마시는 것은 괜찮다고 했어요.

일반적으로 얼버무리는 대답, 알리바이나 핑계를 대거나 합리화시키려는 태도는 물질 사용 문제를 시사하는 것이다.

요점

큰 그림 속에서 물질 사용에 대한 질문은 면담의 중간 부분에 위치한다. 민감한 부분에 대해 질문하려면 우선 라포가 형성될 필요가 있기 때문이다. 내과적 병력을 물어보면서 물질 사용에 대해 같이 물어보는 것이 좋다는 조언이 많다. 신체적 문제를 조사하면서 평상시 복용하고 있는 물질에 대해 물어보는 것이 유용하다. 만약 면담자나 환자가 물질 사용에 대해 이야기를 나누는 것이 불편하다면, 면담 후반부에 개인력을 조사할 때 물어볼 수도 있다. 내과적 병력을 조사하면서 물질력을 물어보았을 때 환자가 대답을 하지 않았다면, 개인의 과거력을 조사하면서 다시 물어보도록 한다.

초보 면담자들이 물어보기 어려워하는 것들이 바로 물질 사용, 성적인 부분, 자살 사고에 대한 질문인데, 이러한 것들을 환자가 잘 말하려 하지 않기 때문이기도 하다. Lucas(1977)는 환자에게 컴퓨터로 알코올 사용에 대해 물어보면 직접 물어보는 것보다 정확하게 대답한다고 보고한 바 있다. Wilson(1981)은 물질 사용에 대한 정보를 얻기 위해서는 자유 면담보다 구조화된 면담이 더 적합할 수 있다고 밝혔다.

진통제처럼 처방을 받아서 복용 중인 물질이나 담배나 커피처럼 합법적인 물질들에 대해 먼저 물어보고 나서 그 다음에 불법적인 물질에 대해 물어보는 것이 자연스럽다. 마리화나는 다른 불법 물질들에 비해 흔하게 사용되고, 어느 지역에서는 의학적인 목적으로도 처방되고 있으므로 여기에 대해 토론하는 방식으로 물어볼 수 있다. 이때는 유도 질문이 도움이 될 것이다. 의사들은 환자가 물질을 사용하고 있을 것이라고 짐작하고, 다음과 같은 질문들을 통해 처음부터 그 양과 빈도에 대해 물어보기도 한다.

- 당신은 술을 1주일에 얼마 정도 마십니까?
- 당신은 즐거움을 위해 물질을 어느 정도 복용하고 있습니까?

다음은 흔히 남용되고 있는 물질들의 이름이다.

"COCAINE CHOPS"

C: cocaine

O: opioids

C: Cannabis

A: Amphetamines

I: Inhalants and Solvents

N: Nicotine

E: Ethanol and non-beverage alcohol

C: caffeine

H: Hallucinogens

O: Other

P: PCP phencyclidine

S: Sedative-hypnotics

물질력 부분에서 유도 질문은 많이 사용되고 흔히 성공하지만, 조심해야 하는데 어떤 환자들은 불쾌한 반응을 보일 수도 있기 때문이다.

또 다른 방법은 물질 사용에 대해 물어보는 것이 환자를 이해하기 위해 반드시 필요하다고 하면서 사전 양해를 구하는 것이다. 예를 들면 다음과 같이 설명하는 것이다.

"지금까지 저는 당신의 건강 상태에 대하여 물어보았는데 이제는 당신의 삶의 방식이나 습관에 대해 물어보고 싶습니다. 이런 질문을 싫어할 수도 있다는 것을 이해합니다. 하지만 이것들은 내가 당신에 내해 잘 이해하기 위해서 매우 중요한 부분입니다. 많은 사람들이 술을 마시거나 담배를 피우고 있습니다. 당신도 그렇습니까?"

환자에게 이러한 질문들이 법이나 윤리적인 문제가 아니라 의학적인 문제 때문에 중요하다는 것을 강조해야 한다. 많은 환자들은 자신의 발언이 기록되고, 이로 인해 나중에 불이익을 받게 될지도 모른다는 생각에 주저한다. 따라서 당신은 비밀 유지의 원칙confidentiality에 대한 법적 기준을 잘 알고 있어야 한다. 물질 사용에 대해 직접적이되 비판단적인 태도로 물어보면, 환자는 당신이 다양한 물질 문제에 대해 잘 알고 있으며, 자신이 가진 물질 문제들을 잘 들어줄 것이라는 인상을 받게 될 것이다.

CHAPTER **9**

Family history
가족력

서론

면담에서 가족력(family history, FamHx)은 개인력(personal history, PersHx)과 더불어 비교적 어렵지 않게 정보를 얻을 수 있는 부분이다. 가족력 수집은 진단적 가설을 수립하는 데 도움이 되는 측면도 있겠지만, 그보다는 환자의 인생을 형성해온 정신사회적 요소들을 발견해내기 위해 필요하다. 면담 시간이 한정되어 있는 경우라면 가족력에 할애하는 시간을 줄이거나 다음으로 미룰 수도 있다. 일반적으로는 가족력을 묻고 나서 개인력을 묻는 순으로 진행되는 것이 편리하다(10장 참조).

목표
- 친밀한 가족 구성원의 명단과 그들에 대한 정신사회적 정보의 획득
- 가족들이 갖고 있는 정신질환을 파악
- 가족 내 정신 질환이 존재한다면, 환자와 유전적으로 연관되어

있는 가족 구성원을 파악
- 가족 내 신경 질환이나 내과적 질환이 존재한다면, 환자와 유전적으로 연관되어 있는 가족 구성원을 파악

가족력과 개인력은 보통 임의적으로 구분되곤 하는데, 가족 구성원들에 대한 정보는 가족력에, 환자와 환자가 낳은 자녀들에 대한 정보는 개인력에 기재하는 경우가 많다.

요점

면담에서 주제를 바꾸는 여느 때와 마찬가지로 이제 가족에 대해 묻겠다고 하고 나서 가족력을 조사하는 것이 좋다. 우선 개방형 질문으로 가까운 가족과 덜 가까운 가족들에 대해 설명해 주길 요청해 본다. 조부모와 숙부, 이모 등이나 혈연 관계가 있는 사람들에 대해 다음과 같은 정보를 확인해 본다.

- 정신 증상이나 이상한 행동을 보인 적이 있었는지
- 정신 질환을 앓았거나 치료를 받은 적이 있었는지
- 내과적 질환이나 신경 질환을 앓은 적이 있었는지
- 가족 사이에 유대감이 충분한지

DSM은 미국정신의학회에 의해 1952년 처음 발간되었는데, 정신병리학적인 기술과 진단적 절차를 표준화하는 데 그 목적을 두었다.

과거 편집증paranoia, 정신분열증schizophrenia, 신경증neurosis과 같은 용어들은 질병의 다양한 상태를 묘사하기 위해 포괄적으로 사용하던 용어들이었다. 국적이나 사는 곳, 일하는 곳에 따라 정신과 의사의 진단이 동일하지 않았다. 그리고 수세대 전의 사람들은 정신과 의사를 만날 일이 드물었다. 가족력을 구성할 때는 이러한 점들을 모두 고려해야만 한다. 게다가 과거에는 효과적인 치료법들도 별로 없었고, 어떤 치료가 어떤 효과를 나타냈는지 구분하기도 어려웠다. 과거에 정신과적인 문제가 있었음을 암시하는 행동 양상들은 다음과 같다.

- 알코올 등 물질 의존
- 독거
- 자살 시도
- 별난 행동
- 특별한 이유 없는 거주지 변경
- 신경 쇠약nervous breakdown 혹은 대상 부전decompensation

가까운 가족 구성원들에 대해서는 다음과 같은 정보들을 추가로 얻어야 한다(한 번의 면담만으로는 다 알게 되지 못할 수도 있다).

- 가계도(태어난 순서대로)
- 가족 내 역동의 이해(자녀 중심인지, 부모 중심인지, 부모 지향적인지 등)
- 결혼 상태, 가족 크기, 형제 자매들의 성정체성
- 환자와 가족 구성원들 사이의 관계(가까운 관계인지, 먼 관계인지, 관계가 변했는지 등)

- 교육 수준과 직업
- 정신과적 증상이나 이상한 행동 여부
- 정신 질환을 진단 받았거나 치료를 받고 있는지 여부
- 내과적 질환이나 신경과적 질환을 갖고 있는지 여부
- 특별한 사건을 경험했는지 여부(교통 사고, 복권 당첨 등)

　환자에게 그들의 가족에 대해 이야기를 해달라거나 묘사를 해달라고 요청하는 것이 도움이 될 것이다. 개방형 질문으로 물어보았을 때 환자가 말하는 가족 순서가 환자에게 중요한, 혹은 문제가 되는 가족의 순서가 될 수 있다. 가장 마지막에 말하는 가족 구성원은 환자가 어려워하는 사람이거나 혹은 관계가 거의 없는 사람인 경우가 많다.

정신 질환에 대한 유전적 기여도

	일반 인구에서의 평생 유병률	환자의 1차 친족의 평생 유병률
조현병	1%	8–47%
망상장애	0.03%	?
양극성장애	1%	8–75%
주요우울장애	15%	15–50%
기분부전장애	5%	?
공황장애	4%	16–32%
특정공포증	10%	66–75%
강박장애	3%	35%
범불안장애	5%	15–50%
신체화장애	0.5%	10–29%
전환장애	0.02%	?
건강염려증	4%	?
거식증	1%	5%
폭식증	2%	?
알코올중독	10%	30–40%

(출처: Kaplan & Sadock, 1998)

유병률은 1차 친족의 범위에 따라 다양하게 나타나고 있다. 일란성 쌍둥이의 경우 유병률이 가장 높을 것이고, 유전적으로 멀어질수록 유병률이 낮아질 것이다. 여러 질환에서 공통되게 나타나는 증상을 가지고 진단을 내려야 하는 경우에 가족력을 조사하는 것이 도움이 되는 경우가 많다. 예를 들어 급성 정신병인지 조증인지, 그리고 조현병의 음성 증상인지 우울증인지를 감별할 때 가족력은 유용한 정보를 제공한다.

가족 내의 심리사회적 요인들은 정신 증상을 촉발하는 데 영향을 줄 수 있다. Leman(1998)은 형제의 순서에 따른 성격적 특성을 다음과 같이 정리했다.

- 가장 위: 책임성, 공격적, 완벽주의, 계획성
- 중간: 타협성, 외교적, 입이 무거움, 인기인
- 가장 아래: 매력적, 관심을 끔, 단순함

그밖에 맏형이나 맏딸의 경우 강박적 성격을 가질 확률이 높다는 근거가 일부 있다(kaplan & Sadock, 1998).

CHAPTER 10

Personal history
개인력

서론

개인력(personal history, PersHx)은 정신사회적 발달과 사회적, 직업적 역할에의 적응에 초점을 맞추게 된다. 가족력이 환자의 배경이 되는 가족에 대한 것이라면, 개인력은 환자의 발달, 가족 내 역할, 독립적인 영역 등에 대한 것이다. 상황에 따라 가족력과 개인력을 자유롭게 오가며 병력을 수집하기도 한다.

목적
- 발달력
- 소아청소년기의 정신 병력
- 사회적 & 성적 경험
- 학대 경험
- 법적 문제
- 군인대 경험
- 출산력
- 직업 및 교육 경력

요점

면담에서 개인력은 비교적 접근하기 쉬운 부분이다. 가족력을 청취하고 난 다음에 개인의 발달력으로 넘어가면 자연스럽다. 가족력을 청취하기 전에 개인력을 물을 경우에는 다음과 같이 시작할 수 있다.

지금까지는 최근에 있었던 일들과 증상에 대해서 물어보았습니다. 이제 당신이라는 사람과 당신 인생에서 중요했던 요소들에 대해 좀 더 초점을 맞춰볼까 합니다. 먼저 어릴 때 어떻게 자랐는지에 대해 몇 가지 정보를 구하겠습니다.

많은 임상가들은 면담에서 이미 언급되어졌던 정보에 관심을 기울인다. 예를 들어 내과적 과거력을 청취하는 동안 병으로 인해 고등학교에서 휴학을 한 적이 있다는 것을 알게 되었다면, 그 일이 어떤 의미를 가지고 있었는지에 대해 물어본다. 그러고 나서 다시 지금의 주제로 부드럽게 돌아오도록 한다. 환자가 말했던 것들에 대해 면담자가 다시 언급하게 되면, 환자는 자신이 말했던 것들을 면담자가 진정 신경 쓰고 있었다는 사실을 알 수 있게 될 것이다. 당신의 말이나 태도가 공감적이고 치료적 동맹을 잘 형성한다면, 개인력을 물어보는 것이 면담에 잘 녹아들고 희망을 주는 일이 될 것이다. 개인력을 조사할 때 특별히 세심하게 주의를 기울여야 하는 영역이 몇 가지 있는데, 환자가 면담에 편안함을 느낄수록 그 어려움이 줄어들 것이다.

- 약물 복용에 대한 경험(내과적 과거력을 수집하면서 물어보았을 수도

있다.)

- 성적 경험
- 성적, 신체적, 감정적 학대에 대한 경험
- 자살이나 타살에 대한 생각

개인력을 묻기에 앞서 가족력을 먼저 묻는 것이 쉬울 때가 많다. 개인력은 보통 시간 순서대로 물어보게 되는데 마지막 부분은 현 병력으로 연결될 수 있다. 이는 다음의 세 가지 핵심적인 영역을 조사하는 데 있어 도움이 되는 방법이다.

- 현 병력을 조사할 때 누락했던 부분을 보완한다.
- 정신상태검사에 활용할 수 있도록 중요한 증상들을 다시 확인한다. 예를 들어 환자가 기억력이나 집중력의 저하를 호소하는 경우라면, 이 부분에 대해 필요한 검사를 시행하고 조사해 보아야 할 다른 영역으로 부드럽게 이행할 수 있는 좋은 기회가 된다.
- 정신과적 계통 문진을 수행할 수 있도록 중요한 증상들을 다시 확인한다. 감별 진단에 대해 조사하는 과정에서 진단적 가설을 확정 지을 수 있게 된다(11장 참조).

발달력developmental history

발달에 대한 질문은 다음과 같이 시기별로 특히 확인해야 할 것들에 대해 물어본다.

산전과 산후의 발달

- 태어난 장소(가정인지 병원인지, 외국 출생인지 등)
- 출산 시 제태 기간
- 출산 시 합병증(낮은 APGAR 점수, 산소 공급 저하 등)
- 산후 합병증(황달, 감염 등)
- 산모의 건강(빈혈, 전자간증, 산후 우울증 등)
- 환자의 출생에 대한 가족의 준비(계획/비계획 임신, 부모 관계의 안정성 등)

초기 아동기

- 중요한 발달의 성취

  3개월 – 대상을 향해 손을 뻗는다.

  6개월 – 단음절의 말을 한다.

  9개월 손으로 물건을 갖고 논다.

  12개월 – 걷고, 한두 단어의 말을 하며, 옷을 입힐 때 협조한다.

  24개월 – 2단어로 구성된 구를 말한다.

  36개월 – 대소변을 가리기 시작하고, 성 정체성이 고정된다.

- 나이에 맞춰 초등학교에 진학
- 학교 다닐 때 있었던 문제점들(유급, 특수반, 등교 거부, 징계 등)
- 소아정신과 전문의의 평가(정신과 방문 이유, 평가 결과, 치료 내용 등)
- 심리학자나 정신보건 전문가와의 구조적 평가(지능과 발달, 행동의 평가, 투사적 검사, 인성 검사 등 신경정신과적 검사)
- 아동기 정신장애의 진단

후기 아동기

- 사회성(친한 친구, 또래 집단, 외톨이 등)
- 흥미와 취미(운동, 음악, 예술 등)
- 학교에서의 강점과 약점(성적표 등)
- 가족의 안정성(부모의 별거, 이혼 등)
- 거주의 안정성(잦은 이사 등)

사회력social history

사회력에 대한 질문 몇 가지는 이전에 미리 다룬 바 있다. 아동기 때는 보통 운동 경기나 모임에 참여하게끔 권유받곤 한다. 사회력을 평가할 때 이보다 유용한 정보들은 고등학교 시절이나 그 이후에 드러나게 되는데 나이가 들수록 선호도는 더 증가하고 시간 조절이 가능해지기 때문이다. 일반적으로 모을 수 있는 정보는 어떤 단체에 가입했는지나 가까운 관계들에 대한 것들이다. 가장 처음과 그 다음번의 친밀한 관계에 대해 묻는 것도 좋은 방법이다. 사회력을 조사할 때 중요한 점들은 다음과 같다.

- 이성 교제를 처음 시작한 시기
- 이성 교제에 대한 부모나 가족의 관점
- 중요한 관계의 횟수, 결혼 상태 등
- 현재의 사회적 지지 상태
- 종교적인 역할과 종교로부터 받은 영향들

- 현재 맺고 있는 관계에 대하여

    지속 기간과 강도는?

    어떤 점에 매력을 느끼는 관계인지?

    상태는?(같이 있는지, 따로 있는지, 싸웠는지, 이별했는지 등)

성적 과거력sexual history

성적 과거력을 조사하지 않는 것은 바람직한 일이 아니지만, 대부분의 면담에서 간과되어지고 있는 형편이다.

- Matthews(1989)에 따르면, 주치의가 환자에게 성적 과거력을 물어보는 경우는 47%에 불과했다.
- Lewis(1987)에 따르면, 주치의가 환자에게 HIV 감염에 대한 위험 요인을 알아낼 수 있을 정도로 성적 과거력을 물어보는 경우는 10%에 불과했다.
- Ende(1984)에 따르면, 91%의 환자들이 의사가 성적 과거력을 물어보는 것을 타당하다고 여겼다. 또한 단지 10%의 환자들만이 성적인 문제에 대해 도움을 구하고 있었다.

성적 과거력을 물어보는 데는 의사와 환자 모두에게 다음과 같은 장벽들이 존재한다.

의사 요인	환자 요인
• 시간이 부족함	• 의사와 나이, 성별, 문화적 배경이나 가치관이 다름
• 관음증으로 비춰질까 봐 두려움	• 사적인 질문으로 오해함
• 전형적인 질문을 하는 것이 부적절하다고 교육받음	• 성적 학대나 부적절한 성관계에 대해 언급하는 것이 의사를 불편하게 할 것이라고 생각함
• 환자에게 매력을 느끼게 될까 봐 혹은 그렇게 비춰질까 봐 두려움	• 자녀 등 제3자가 동석해 있을 경우 평가가 방해받을 수 있음
• 언제 물어봐야 할지를 모르겠음	• 성적 학대, 낙태, 성매개 질환 등에 대해 이야기하는 것을 망설임

Volmer(1989)에 따르면, 개인적인 문제들을 상의하고 난 다음에는 성적 과거력을 청취하는 것이 보다 수월해졌다. 또한 질문지를 통해 성적 과거력을 조사하는 것을 보다 편안해하는 경향이 있었다. 성적 과거력을 청취하고 나서 지도감독관과 상의할 것이라는 것을 들은 사람도 보다 편안해했다.

요점

Risen(1995)은 성적인 문제에 대해 이야기해도 환자들이 불안해하거나 자신감이 줄어들지 않는다고 재차 강조했다. Gallop(1995)은 면담자가 비판단적이고, 지지적이며, 흥미 있어 하고, 주의 깊게 이야기를 늘어줄 때 환자가 편안해한다고 보고한 바 있다. Risen(1995)은 성적인 문제를 기꺼이 논의하고자 하는 면담자의 자세는 환자에게 말을 하고 싶은 기회를 제공하는 것이라고 말했다. 가장 이상적인 방법은 사회력을 조사하고 나서 그 다음으로 성적인 과거력에 대해 물어보는 것이다. 환자가 자신의 사회적 관계, 이성 관계, 결혼 상태 등에 대해 말할 때, 육체적인 친밀함에 대해 질문하는 것이 쉬운 방법이다. 대개 다음과 같은 개방형 질문을 던지게 된다.

- 지금 당신의 인생에서 성은 어떤 역할을 하고 있습니까?
- 성적인 관계를 맺고 있는 이성 친구에 대해 설명해 주시겠습니까?

핵심적인 질문들

성적 배경
- 어릴 때 성에 대한 집안 분위기는 어땠습니까?
- 처음으로 성경험한 것은 몇 살 때였습니까?
- 그것은 당신에게 어떤 느낌이었습니까?

성적 활동
- 당신의 인생에서 성은 어느 정도의 비중을 차지하고 있습니까?
- 마지막으로 성경험한 것이 언제였습니까?
- 성관계를 얼마나 자주 맺고 있습니까?

성적 지남력

- 당신은 남자에게 끌립니까? 여자에게 끌립니까? 양쪽 모두에 끌립니까?
- 당신은 남자와 성관계를 갖고 있습니까? 여자와 성관계를 갖고 있습니까? 양쪽 모두와 성관계를 갖고 있습니까?

위험 요인들

- 당신은 몇 명과 성관계를 갖고 있습니까?
- 당신이 선호하는 성관계 형태는 어떤 것입니까?
- 성관계로부터 당신을 보호하는 방법들을 갖고 있습니까?
- HIV 검사를 받아본 적이 있습니까?

성매개성질환

- 성매개성질환의 검사나 진단을 받아본 적이 있습니까?

성기능 저하

- 성행위와 관련해서 불편한 점들이 있습니까?

Risen(1995)는 성적 과거력을 물어보는 종합적인 틀을 제시했는데, 다음에 대해 질문을 하는 것이다.

- 성정체성에 대한 만족도
- 성적 환상

- 자위 행위를 시작한 나이
- 변태적 행위
- 어릴 때 다른 아이와 성적인 놀이를 한 적이 있는지

구조적인 질문들에 대해서는 Lewis(1990)와 Vollmer(1989)가 개발한 것들을 참조하면 된다.

학대abuse

신체적, 감정적 학대에 대해서 다음과 같은 질문을 통해 확인해볼 수 있다.

- 당신이 무언가 잘못했을 때 부모님이 어떻게 했습니까?
- 집에서 어떤 벌을 받았습니까?
- 당신이 한 일에 비해 과도하게 벌을 받은 적이 있었습니까?

성적 학대에 대해서는 다음과 같이 물어볼 수 있다.

- 원하지 않는 방식 혹은 불쾌감을 느끼는 방식으로 누군가 당신을 만진 적이 있습니까?
- 원치 않는 성적 경험을 한 적이 있습니까?

성적 학대는 흔히 벌어지고 있지만, 면담에서 간과되는 경우가 많다.

Briere(1989)에 따르면, 병원 기록을 조사한 경우에는 여성의 6% 가량이 아동기에 성적 학대(childhood sexual abuse, CSA)를 경험한 것으로 드러났지만, 같은 여성 집단에게 직접적으로 성적 학대 경험에 대해 질문했을 경우에는 70%가 그렇다고 대답했다. Gallop(1995)이 아동기 성적 학대를 경험한 간호사 집단을 조사한 바에 따르면, 전반적으로 성적 학대 경험에 대해 말하려 하지 않았으며, 이를 나눌 수 없는 "더러운 비밀"로 간주했고, 성적 학대에 대해 묻는 것을 중요하게 여기지도 않았다. 또한 성적 학대 경험에 대해 말할 준비가 되지 않은 희생자에게 원하지 않는데도 불구하고 말하게끔 해서는 안 된다고 강조했다. Figueroa(1997)는 아동기 성적 학대를 경험한 사람이 흔히 갖게 되는 정신병리에 대해 조사했는데, 성적 학대에 대해 측정해야 할 지표들은 다음과 같은 것들이었다.

- 꿰뚫린 상처
- 지속되고 있는 성적 학대
- 부모나 가족 구성원과의 성관계
- 한 명 이상의 가해자

법적 과거력legal history

핵심 영역들
- 벌금을 낸 경력과 그 이유
- 유죄를 선고받은 경력과 그 이유
- 집행 유예나 가석방을 선고받은 경력과 그 이유

- 교통 사고를 낸 경력
- 출석해야 하는 재판 날짜

군 과거력military history

핵심 영역들
- 병과
- 전역 사유
- 전투 경험
- 군에서 입은 상해
- 항명 행동
- 군병원 정신과 진료

산과적 과거력obsterical history

핵심 영역들
- 총 임신 횟수
- 총 출산 횟수
- 생존한 아기와 사산한 아기
- 유산 혹은 낙태 경험
- 아기 입양
- 출산 후 정신 증상들

직업적/교육적 과거력occupational/educational history

핵심 영역들

- 학교와 학년
- 최종 교육 연한과 학업 중단 시 그 이유
- 과거 가졌던 직업의 수와 종류, 직급, 중단 시 그 이유
- 현재의 직업과 그 위치
- 최근 있었거나 가까운 미래에 예상되는 직장에서의 변동 사항

CHAPTER 11

Review of Symptoms
계통 문진

서론

계통 문진(review of symptoms, ROS)[6]은 면담을 진행하면서 언제라도 시행할 수 있다. 대개는 개인력을 수집하고 나서 계통 문진을 하는데, 그 이유는 개인력을 수집하면서 환자의 현재 증상과 스트레스에대해 이야기했기 때문에 계통 문진으로 넘어가는 것이 비교적 자연스럽기 때문이다.

목적

계통 문진을 시행하는 이유는 현 병력이나 다른 부분을 조사하면서 놓칠 수 있는 현재의 증상들을 찾기 위해서이다. 다음과 같은 4가지 목적을 갖고 있다.

---

6) 원어대로라면 증상 검토라고 번역해야겠지만, 내과적으로 시행하는 계통 문진(review of system)의 정신과적 버전으로 간주하여 계통 문진으로 번역했다. 계통 문진은 주소와 별도로 다른 질환의 증상들이 있는지에 대해서도 종합적으로 조사하는 것으로서 이 조사를 통해 동반된 질환들을 확인할 수 있게 된다.(옮긴이 주)

- 가설의 설정과 검증을 더 명확히 한다.
- 환자가 방문한 목적 이외에 다른 문제들은 없는지 감별한다.
- 면담을 통해 알게 된 유전적, 환경적 혹은 인구학적 요인들에 대하여 잠재적인 위험성이 있을 수 있는 질병들의 증상들을 물어본다.
- 내과적인 계통 문진을 통해 정신 질환과 연관될 수 있는 일반적인 신체 상태를 기술한다.

면담 기법

계통 문진을 시작할 때 유용한 방식은 다음과 같다.

"지금부터 당신이 겪은 보다 광범위한 경험과 느낌들에 대해 질문하고 싶습니다. 이 질문들은 당신이 이야기한 문제들과 관련된 것일 수도 있는데, 이와 관련하여 어떤 일들이 생겨나고 있는지에 대해 더 자세히 알고자 하는 것입니다. 좀 다른 영역들에 대해 물어볼 텐데 해당하지 않는다면 '아니오'라고 답해주시면 됩니다. 그럴 경우 저는 다음 질문으로 넘어가도록 하겠습니다."

정신상태검사를 시행하기 전에 계통 문진을 하면 다양한 범위의 질문을 통해 주 호소에 대해 직접적으로 물어보았을 때 알아차리지 못했던 사항들을 알 수 있게 되는 장점이 있다. 환각이나 망상과 같이 정신상태검사를 할 때 다소 어색해서 직접적으로 물어보기 어려웠던 사항들을 파악하는 데 도움이 된다.

　DSM에 수록된 모든 종류의 진단 기준에 대해 물어봐야 하는 것일까? 다행히도 그렇지 않다. 계통 문진에서 모든 진단을 일일이 확인하는 것은 어려운 일이다. 어떤 진단 기준을 확인해야 하는지에 대해서는 다음과 같은 점들을 염두에 두면 될 것이다.

- 당신이 세운 감별 진단의 목록 가운데 완전히 물어보지 못했던 것들을 확인한다.
- 병력을 수집하는 과정에서 새롭게 발견된 사항들에 대해 확인한다(예를 들어 과거에 전쟁을 경험했다는 것을 알게 되었을 경우 외상후 스트레스 장애의 증상들을 확인한다).
- 주 진단과 관련된 사항들을 확인한다(예를 들어 공황장애의 진단이 의심되는 사람들에게는 광장공포증과 같은 다른 불안 증상들을 확인한다).
- 역학적으로 가장 흔한 증상들에 대해 확인한다.

선별 질문들screening questions

　DSM의 진단 기준들은 하나 혹은 두 개의 주요한 증상들을 포함하고 있다. 다시 말해 이 증상들은 진단을 내리는 데 있어 "필요 조건이지만 충분 조건은 아닌" 것들이다. 예를 들어, 주요우울장애 진단을 받은 사람들은 우울감과 의욕 저하, 활동에서의 즐거움 감소 등의 증상들을 동시에 가지고 있다. 증상 하나만 가지고는 진단을 내릴 수 없으며, 주요우울장애로 진단하기 위해서는 진단 기준을 만족시키기 위한 증상들이 동시에 존재해야 한다. 선별 질문을 효율적으로 던지기 위해서는 질환의 핵심을 이해하고 질환의 특징들을 한두 개의 질문으로 압축해서 물어보는 것이 좋다.

정신병적 장애에 대한 선별 질문들

- 다른 사람들과 공유할 수 없거나 다른 사람들이 평범하지 않다고 여길만한 경험을 한 적이 있습니까?
- 다른 사람들이 동의하지 않거나 불가능하다고 말하는 것들에 대해 확실하게 믿는 바가 있습니까?
- 당신의 인생이 외부의 어떤 힘에 의해서 조종되고 있다고 느낍니까?
- 누군가가 당신을 해칠지도 모른다는 의심이 듭니까?

조증에 대한 선별 질문들

- 과거에 활력과 생각들이 넘쳐난 경험이 있습니까?
- 기분이 들뜨거나 큰 힘을 가진 것처럼 느낀 적이 있습니까?
- 그러한 경험이 일주일 넘게 지속되었습니까?

공포증에 대한 선별 질문들

- 사람들 앞에서 창피당할까 봐 두려움을 느낀 적이 있습니까?
- 사람들 앞에서 말하는 것을 피한 적이 있습니까?
- 무언가를 너무 두려워해서 그것에 관련된 것들을 피하고 있습니까?

이런 질문들보다 훨씬 더 자세하게 물어보는 의사도 있고, 환자의 이해를 돕기 위해 예를 들어 질문하는 의사도 있다. 그런데 계통 문진을 할 때는 가급적 전문용어를 피하는 것이 좋다. 환자들은 '공포증'보다 '두려움'이라는 용어를, '환시'보다 '눈에 보이는 것'과 같은 용어를 더 잘 이해한다.

구조적인 면담과 자가 보고를 통해 계통 문진을 할 수도 있다. 면담 전에 설문지를 작성하게 해서 증상들을 미리 파악하는 의사도 있다. 자가 보고 형식의 척도는 다양한 범위에 대해 물어보는 동시에 내적인 감정 상태를 평가할 수 있으며, 비용도 저렴하다. 널리 사용되고 있는 자가 보고 설문지로는 다음과 같은 것들이 있다.

- Hopkins Symptom Checklist 90R(SCL-90)
- General Health Questionaire(GHQ)
- Zung Self-Rating Depression Scale(SDS)
- Beck Depression Inventory(BDI)
- State-Trait Anxiety Inventory(STAI)

CHAPTER 12

The Mental Status Exam
정신상태검사

서론

정신상태검사(mental status exam, MSE)에서는 인지기능을 조사하고, 정신과적 상태에 대한 증상들에 대해 질문한다. MSE는 감각, 지각, 사고, 느낌과 행동을 평가하기 위해 표준화된 관찰 사항과 질문들로 이루어져 있다. MSE는 정신과적인 맥락뿐 아니라 모든 임상 면담을 통합하는 것이다. 환자로부터 얻은 정보가 정말 정확한 것인지 알기 위해서는 인지기능에 대한 평가가 선행되어야만 한다. MSE는 면담에서 나타난 사항들 가운데 오직 관찰된 행동과 인지 능력, 내적인 경험만을 기록하도록 되어 있다.

기법

정신상태검사는 환자를 처음 마주한 순간부터 시작할 수 있다. 차림새, 위생 상태, 행동, 걸음걸이, 주변 환경에 대한 관심과 반응도 등 면담을 시작하기 전의 모습을 관찰하면 중요한 정보들을 얻을 수 있다. 예외 없이 항상 물어봐야 할 사항들이 있는데, 다음과 같은 방법들을 참고해서 진행한다.

- 면담을 하면서 자연스럽게 접근이 가능한 기회가 생기면 그것을 잘 이용한다. 면담의 흐름 속에 정신상태검사가 녹아 들어가는 것이 좋다. 예를 들어, 환자가 기억력 저하나 주의 집중력 저하 등에 대해 불만을 표시하면, 그때가 바로 인지기능을 조사할 시점이다.
- 병력을 수집하는 과정에서 정신상태검사에 대한 항목들로 부드럽게 전환한다. 예를 들어, "시력이 흐려지는 것 같다고 말씀하셨죠. 이로 인해 무언가 비정상적인 것을 보게 된 적은 없습니까?"

정신상태검사를 다음과 같이 시작할 수도 있다.

- 이제부터 지금까지 이야기했던 것들과는 조금 다르지만, 중요한 사항들에 대해 물어보고 싶습니다.
- 지금부터 당신의 정신적 기능의 일면에 대해 질문들을 몇 개 하고 싶습니다.
- 당신의 생각이나 기억 등을 평가하는데 도움이 될 만한 질문 몇 가지를 했으면 합니다.
- 당신의 집중력과 주의력 등을 확인하기 위해서 몇 가지 형식적인 검사를 해보겠습니다.

정신상태검사의 요소에 대해 기억하는 방법

아래의 암기법이 도움이 될 것이다. 흔히 질문하는 순서대로 나열되어 있다. 굳이 외우려 하지 않아도, 반복해서 수행하다 보면 저절로 외워지게 될 것이다.

"ABC STAMP LICKER"

용모Appearance
행동Behavior
협조도Cooperation

말Speech
사고Thought – 형태form/과정proccss과 내용content
정동Affect – 변동이 있고 관찰되는 감정의 변화
기분Mood – 지속적이고 주관적인 감정의 정도
지각Perception – 모든 감각 양상에 대한 지각

의식 수준Level of consciousness
병식Insight과 판단력Judgement
인지기능Cognitive functioning과 감각Sensorium
  지남력Orientation
  기억력Memory
  주의력과 집중력Attention & Concentration

읽기와 쓰기Reading & Writing

지식 수준Knowledge base

종결Endings – 자살/타살 사고

정보의 신뢰도Reliability

이번 장에서는 위의 각 항목에 해당되는 증상이나 소견을 다룰 것이며, MSE의 실제 예시는 14장에 수록되어 있다.

용모Appearance

- 실제 나이actual age와 외관상 나이apparent age
- 복장attire
- 신체적 습관body habitus
- 성별gender과 인종race
- 차림새grooming와 위생 상태hygiene
- 장신구jewerly와 화장cosmetics
- 신체적 장애physical abnormalities
- 문신tatoos이나 피어싱piercing, 흉터scars와 같은 여타 특징

행동Behavior

[전반적인 관찰]

- 초조agitation
- 과다운동hyperactivity
- 정신운동 지체psychomotor retardation

〔**특정 운동의 관찰**〕

- 정좌불능증akathisia
- 자동증automatisms
- 긴장증catatonia
- 무도증choreoathetoid movements
- 강박행동cumpulsions
- 근긴장이상증dystonia과 추체외로증상extrapyramidal symptoms
- 음성 증상negative symptoms
- 지연성 운동장애tardive dyskinesia
- 틱tics
- 진전tremors

협조도Cooperation와 신뢰도Reliability

- 정동affect
- 면담에 대한 집중도attentiveness
- 태도attitude와 행실demeanor
- 눈맞춤eye contact
- 의식 수준level of consciousness
- 이차 이득secondary gain

말Speech

- 강세accent와 방언dialext
- 양amount
- 실어증aphasic speech

- 조음modulation
- 음조pitch
- 리듬rhythm과 억양cadence
- 자발성spontaneity

사고Thought-형태form/과정process

- 우원증circumstantiality
- 음연상clang associations
- 반향언어echolalia
- 사고의 비약flight of idea
- 분절fragmentation
- 지리멸렬incofenrence
- 은어jargon
- 연상의 이완loose associations
- 신어조작증neologism
- 불합리한 추론non sequiturs
- 보속증perseveration
- 단어에 개인적 의미 부여private use of words
- 농담punning
- 장황함rambling
- 속도의 이상rate abnormalities
- 사고의 이탈tangentiality
- 사고의 차단blocking
- 탈선 사고derailment

- 언어 반복증verbigeration
- 언어 비빔증word salad

사고Thought - 내용content

- 망상delusions(색정erotomanic, 과대grandiose, 질투jealous, 편집paranoid, 수동passivity, 조종control)
- 지배관념overvalued ideas
- 강박obsessions
- 공포증phobia
- 자신이나 타인에게 해가 된다는 생각harm to self or others

정동Affect

- 종류type와 질quality
- 범위range와 다양성variability
- 정도degree와 강도intensity
- 안정성stability과 반응성reactivity
- 적절성appropriateness
- 기분, 용모, 행동에 대한 일치성congruence

기분Mood

- 종류type와 질quality
- 반응성reactivity
- 강도intensity
- 안정성stability과 기간duration

지각Perception

- 경험experience에 대한 혼란
- 지각의 강도intensity에 대한 혼란
- 성질quality이나 크기size에 대한 혼란
- 자신self이나 환경environment에 대한 혼란
- 환각hallucinations
- 착각illusions

병식Insight과 판단력Judgement

인지기능Cognitive functioning

- 지남력orientation
- 주의력attention과 집중력concentration
- 기억memory(즉각적immediate, 최근recent, 장기remote)
- 지능 평가intelligence estimation
- 지식 기반knowledge base과 정보의 근간fund of information
- 읽고 쓰는 능력capacity of read and write
- 추상적 사고abstraction thinking와 경직된 사고concrete thinking
- 시공간적 능력visuospatial ability

CHAPTER 13

Tips for Excellence in interviewing
면담을 잘하는 비결

면담실에서의 준비

면담을 하는 공간은 면담에 중요성과 집중력을 부여하고, 방해받을만한 것들로부터 멀리 떨어져 있어야 한다. 이러한 조건이 갖추어진 공간에서 환자와 대화를 시작한다. 응급실과 같이 혼잡한 공간에서 면담하게 되면 비밀 보장의 문제가 발생하고 불만족스러운 결과를 낳는다. 응급실에서는 중요한 질문을 하기도 어렵고, 환자 역시 방어적인 태도를 취하게 된다.

환자의 정면에서 45도 정도 비스듬이 앉으면 얼굴을 계속 맞대고 있는 부담스러운 상황을 피할 수 있을 것이다. 방 안에 다른 사람이 있을 경우 그에게도 앉을 수 있는 자리를 제공해야 한다. 환자들은 방 안에 있는 모든 사람들에게 주의를 기울일 것이므로 관찰자들은 방해를 가장 덜 할 수 있는 가장자리에 앉는 것이 좋다. 시계를 앞에 두는 것은 시간의 흐름을 파악하는 데 도움을 준다. 손목시계를 풀어서 앞에 세워두거나 책상 위에 타이머를 올려놓는 것도 좋다. 손목시계를 찬 상태에서 힐끔거리며 시계를 보는 모습이 환자들을 방해하는 수도 있다.

스스로에 대한 준비

면담은 어려운 작업이다. 단서들을 조사하면서 정서적 반응을 이끌어내고, 동시에 균형 잡힌 진단적 가설을 설정하는 것은 매우 어려운 일이다. 면담자 역시 사전에 준비하는 시간을 가지는 것이 좋다.

면담 전 준비

- 미리 화장실에 다녀온다.
- 미리 음식을 먹는다.
- 휴대폰을 껐는지 확인환다.
- 종이, 클립보드, 연필, 동의서 등을 챙긴다.
- 급한 일이 있으면 처리하고 나서 면담을 시작한다.

공간의 준비

- 의자를 배열하고 다른 사람의 의자는 가급적 시선에서 벗어나도록 배치한다.
- 환자와 사이에 탁자와 같은 공간에 물과 화장지 등을 잘 보이도

록 배치한다.

환자가 면담실에 들어올 때

- 웃으며 인사한다.
- 직위와 자기 소개를 한다. 격식을 차리고 면담을 시작하는 것이 중요하다.
- 면담실에 다른 사람들이 있을 경우 그 이유를 설명하고 소개한다.
- 어디에 앉을 것인지 지정해 준다.
- 환자를 어떻게 부르는 것이 좋은지 물어본다.
- 면담의 목적을 설명한다.
- 면담에 어느 정도 시간이 소요될지 대략적으로 알려주고, 시간을 체크한 것이라고 설명한다.
- 앞으로 질문할 것들과 그 종류에 대해 대략적으로 설명해 준다.
- 물과 화장지 등은 필요할 경우 언제든지 사용해도 됨을 알려준다.
- 면담 내용의 정리를 위해 필기를 할 것임을 사전에 밝힌다.

질문을 시작하기 전에

- 당신이 설명한 것을 환자가 이해했는지 물어본다.
- 자리가 편한지, 시작할 준비가 되었는지 물어본다.

안전 의식

정신과 환자들이 일반 인구에 비해 더 공격적일 것인지 여부는 논쟁 중이다. 사회적으로 정신질환자라면 폭력적인 행동을 하는 성향이 있을 것이라는 낙인이 자리잡고 있지만, 이를 반박하는 연구도 있다. 폭력 행동을 어떻게 정의할 것인지, 또 어떤 방법으로 측정할 것인지에 대한 차이로 인해 이 문제에 대한 결론을 내리기는 어려웠다. 정신과 병동에서의 폭력 행동과 사회에서의 폭력 행동은 차이가 있을 수밖에 없을 것이다. 그러나 때로 환자의 공격으로 인해 의사가 다칠 수도 있다는 사실은 반드시 염두에 두고 있어야만 한다.

응급 상황에서는 적어도 두 명의 의료진이 면담에 참여하는 것이 좋다. 만약 이것이 불가능하다면, 당신이 환자와 면담을 할 것이라는 것을 다른 사람들에게 알리고 면담 중에 확인을 해줄 것을 부탁한다. 면담을 하는 동안 병원의 안전요원이나 경찰관을 대동할 수도 있다. 안전에 대한 걱정을 하느라 면담에 집중하지 못한다면 좋은 면담을 할 수 없을 것이다.

때로는 욕설이 들리는 상황임에도 불구하고 아무도 오려하지 않거나 도와줄 사람들이 모일 때까지 시간이 걸릴 수도 있다. 이러한 점들을 모두 염두에 두고 안전을 챙겨야 한다.

폭력과 자주 연관되는 상황들

조증 – 충동성, 과대성, 활력의 증가, 정신병적 증상 등에 기인

알코올 의존 – 중독 또는 금단으로 인한 탈억제, 지각의 변화와 과민성 등에 기인

치매 – 판단력이 흩어지고 탈억제됨.

조현병 – 편집성일 경우 빈번하며, 명령하는 환청이나 피해 망상 등에 기인

경계성 인격장애 – 자신이 버려지거나 그럴 것이라고 생각하는 상황에서 강렬한 분노와 불안정한 감정이 발생함.

반사회성 인격장애 – 타인의 안전을 무시하고, 괴롭힘과 가학성을 즐김.

섬망 – 일반적으로 무질서한 환각과 망상에 기인

물질 남용 – 특히 환각제와 PCP 중독일 경우

서서히 종료하기

면담을 시작할 때 워밍업이 필요하듯이 면담이 끝나갈 즈음에도 마무리 짓는 시간을 갖는 것이 좋다. 면담이 끝날 때쯤이면 당신은 많은 질문을 하였을 것이고, 환자에 대해 상당한 정보를 알아냈을 것이다. 이러한 정보 중 일부를 바탕으로 치료 계획을 설계하기도 하고, 환자와 치료적 동맹을 맺기도 한다. 면담을 갑작스럽게 끝낸다면, 환자는 불편해지고 라포는 무너진다. 어떻게 면담을 종료할 것인가는 사람마다 다를 수 있다. 면담을 마무리하는 방식으로는 다음과 같은 것들이 있다.

당신이 향후에도 환자를 맡을 예정인 경우

- 자세하게 물어보느라 환자가 지치지 않았는지, 그리고 환자가 면담을 어떻게 느꼈는지 물어본다.
- 꼭 알려주고 싶은 것이 있는데 물어보지 않아 빠뜨린 것이 있는지, 명료하게 밝히고 넘어가야 할 무언가가 있는지 물어본다.
- 검사나 다음의 진료 등 향후의 계획에 대해 상의한다.

향후 다른 의료진이 환자를 맡게 될 경우

- 누가 언제부터 환자의 치료를 맡게 되는지 등 치료의 다음 단계를 상의한다.

마지막 인사

- 환자에게 귀중한 시간을 내준 것에 대해 감사를 표시한다.
- 환사의 향후 계획을 물어보고 원하는 대로 잘 되기를 바란다는 호의를 표시한다.

CHAPTER **14**

Sample Case Report
면담의 실제 수행 사례

환자 정보patient's informations

33세 미혼 백인 남성 Dexter Smith 씨, 종교는 가톨릭, 직업과 자녀는 없으며, 현재 노숙자임.

주 호소chief complaints

쇼핑센터에서 사람들에게 위협적인 언행을 보여 경찰에 의해 응급실로 이송됨.

현 병력history of the present illness

내원 약 3주 전까지 Smith 씨는 큰 문제 없이 지냈다고 함. 그러나 3주 전 거주하던 아파트의 임대 계약이 종료되었고, 집주인은 Smith 씨의 재정 상태가 좋지 않고, 때때로 큰 소리로 음악을 연주하는 것, 불법적인 약물을 사용하고 있을 가능성에 대해 불편하게 느껴 재계약을 하지 않았다고 함.

아파트에서 나오게 된 후 3주간 Smith 씨는 모텔이나 공원 벤치에서 밤을 보냈으며, 정부의 음모론과 집주인이 관련되어 있고, 비밀요

CHAPTER 14 면담의 실제 수행 사례 · 137

원들이 자신의 행동을 지켜보기 시작했다고 함. Smith 씨는 자신에 대해 언급하는 라디오 방송을 들을 수 있었기 때문에 추적자들을 피하기 위해 도망을 다니기 시작함. 그는 자신이 그들의 보안 시스템에 기록될 것이라는 생각 때문에 물건을 사러 다니지 않았으며, 담배를 피우고 싶을 때는 상점에서 재빨리 사서 나왔기 때문에 경찰이 오기 전에 자신이 먼저 그곳을 떠날 수 있었다고 함.

면담을 통해 Smith 씨가 여러 사람들이 라디오 방송으로 이야기하는 형태의 환청을 간헐적으로 경험하고 있음이 밝혀졌으며, 환청은 모르는 사람의 목소리로서 환자에게 특별히 어떤 것을 하라고 지시하지는 않았다고 함. 라디오 방송의 목소리를 들었을 때 주변에는 라디오가 없었으며, 목소리는 예측 불가능하게 수시로 들렸고, 면담 중에도 라디오 방송이 계속 들린다고 하였음.

Smith 씨는 자신이 잡히게 된다면 유치장에 구금되어 심문을 받게 될 것이라고 믿고 있었음. 또한 Smith 씨는 복권의 당첨 번호를 조사하고 있었고, 그 번호를 예측할 공식을 개발하였다고 함. 그는 복권 당첨 번호의 공식을 알아내기 위해 지방으로 자주 조사를 다녔고, 도서관에서 통계학에 대한 책을 빌린 적도 있는데, 정부에서 그러한 사실을 모두 알고 있다고 생각하고 있음. 그는 자신의 건강을 염려하지도 않았고, 누군가가 자신이 만든 복권 당첨 공식을 부러워한다고 생각하지도 않았음. 돈에 대해서는 특별히 과대한 계획을 세우지 않았으며, 다른 사람의 관심을 끄는 데 흥미가 없고, 말투나 행동에서 뚜렷하게 이상한 점은 없었음.

Smith 씨는 하루 전 담배가 바닥난 뒤부터 우울함을 느낀다고 했고, 평소 1주일 가량 기분이 쳐진 적이 있었다고 함. 에너지가 넘치고

속도가 빨라지는 것 같다고 느낀 적은 없었으며, 자신에게 특별한 힘이 있다고 믿지도 않았음. 내원 시 그는 화가 나 있었고 다소 산만했으며, 노숙을 하면서 잠을 적게 잤다고 함.

정신과적 과거력past psychiatric history

Smith 씨는 19세인 대학교 1학년 때 처음 정신과에 입원한 적이 있었음. 그는 대학에서 수학을 전공했으며, 기숙사에서 살면서 가족과 떨어져 지내는 것에 스트레스를 받았고, 다른 사람들과 잘 어울리지 못하여 놀림을 당한 적도 있다고 함. 그는 기말고사 약 6주 전부터 공부에 매진하였으나 시험 칠 준비가 되지 않았다는 생각에 amphetamine을 복용하기 시작하였다고 함. 기말고사 후 그는 극도로 초조해졌고 다른 사람을 의심하고 적대적인 모습을 보이다가 비자발적으로 인근 대학병원 정신과에 입원하였다고 함. 약 1개월간 입원하였고 항정신병약물을 처방받았다고 함.

이후 Smith 씨는 4년 전과 8년 전에 각각 두 번 더 정신과에 입원을 했음. 그는 자신이 수년간 박해받아왔다고 느꼈고, 때때로 자신을 추적하는 사람들을 보기도 했다고 함. 하지만 결코 병이 있음을 인정하지 않았고, 처방받은 약을 잘 복용하지 않았다고 함.

내과적 과거력general medical history

Smith 씨는 4년 전 마지막으로 입원한 이후로는 신체 검사를 받지 않았으며, 신체적인 질환에 대한 정보가 없음. 10대 중반 자동차 사고로 머리를 다쳐 의식을 잃은 일이 한 번 있다고 함. 약물 과민 반응에 대해서는 부인했고, 처방받아 복용하는 약물은 없으나 약국에서 구입한 진통제(acetaminophen)와 수면유도제(dimenhydrinate)를 먹고 있었으며, 3주 전부터는 수면유도제를 하루 10정까지도 복용하였다고 함. 노숙을 하면서 식사로는 주로 햄버거를 먹었고, 저체중에 운동은 따로 하지 않는다고 함.

물질 사용력history of substance use

Smith 씨는 가끔 marijuana, amphetamine, magic mushroom, PCP, LSD 등 불법적인 약물을 사용해 왔고, 내원 2일 전에도 10 hits의 LSD를 복용했다고 함. 그는 약을 피우기도 하고 경구로 복용하기도 하지만 정맥주사는 하지 않았다고 하며, 특별한 금단 증상을 경험하지 않았음. Smith 씨는 대학교 입학 후 담배를 피우기 시작했고, 커피나 술은 많이 먹지 않았다고 함.

가족력family history

Smith 씨는 외아들로서 부모님은 모두 생존한 상태로 뉴저지에 거주하고 있음. 아버지는 국세청 회계감사관으로 근무 중이고, 퇴행성 관절염을 앓고 있음. 관절염 외에는 건강하고 이전에 정신과 진료를 본 적이 없다고 함. 어머니는 Smith 씨를 출산한 지 얼마 안 되어 정신병적 증상을 경험한 적이 있었고, 컴퓨터 프로그래머였으나 직장에 복귀하지 못했다고 함. 정신과 진료를 보기는 했지만 어떤 진단과 치료를 받았는지에 대한 사항은 확인되지 않았음. 이모와 그 아들인 이종사촌이 모두 조현병 진단을 받았다고 하며, 이와 관련해서 자세한 사항은 확인되지 않았음.

개인력personal history

Smith 씨는 1978년 1월 뉴욕 소재 병원에서 출생했다고 함. 만삭의 자연 분만으로 출생이 지연되어 겸자가 필요했으며, Apgar 점수가 낮았고 산소결핍의 가능성에 대한 말을 들었다고 함. 유아 및 청소년기에 성장 발달은 적절했고, 정신과적 개입이 필요할 정도의 어려움은 없었지만, 외톨이로 지냈다고 함. 어머니와 함께 있었지만, 독서 같은 조용한 활동을 하는 것을 장려했으며, 아버지 역시 낱말 맞추기나 우표수집을 하면서 조용히 혼자 있는 것을 선호했다고 함. Smith 씨는 아버지의 직업 때문에 자신이 이웃으로부터 외면받는다고 느꼈으며, 팀을 이뤄야하는 스포츠에는 참여하지 않았다고 함. 이성애자로서 성적 학대나 신체적 학대의 경험은 없었다고 함.

고등학교 시절에는 평균 이상의 성적을 받았고, 수학, 철학, 체스, 천문학에 관심이 있었다고 함. 고등학교 시절 여학생과 데이트는 하지 못했으며, 보험계리인이 되겠다는 꿈을 안고 대학에 입학했다고 함. 이후 병원에 입원해있을 때 알게 된 여자 환자들과 짧게 이성 교제를 하기도 했다고 함. 이후 대학교 1학년 기말고사에서 낙제했고 그 후로 대학에 복학하지 않았음. 쉽고 단순한 일을 하기는 했으나 대부분 1~2개월만에 그만 두었다고 하며 대인관계에서 어려움을 겪어왔다고 함. 군대는 다녀오지 않았음. 4년 전 폭행으로 고발된 적이 있다고 함.

계통 문진review of symptoms

다음의 장애에 해당되는 증상이 있는지 확인함.

- 우울증
- 조증

- 조현병
- 물질남용/의존
- 반사회성 인격특성
- 망상장애

정신상태검사mental status examination

- 용모Appearance: 낡은 청바지, 때 묻은 운동화, 스웨터 차림의 환자는 따뜻한 날씨에도 두꺼운 옷차림을 하고 있었음. 감지 않은 머리, 면도를 하지 않은 상태로 손에는 담배 인이 배어 있었음.
- 행동Behavior: 초조한 모습이었고, 재떨이 안을 보기 위해 자리에서 두 차례 일어났다가 다시 돌아옴. 라이터를 가지고 꼼지락거렸으며 산만해 보였음.
- 협조도Cooperation: 중간 정도moderate. 정보는 제한적이었으나 신뢰할만 하였음. 눈맞춤은 적절함.
- 말Speech: 자발적이고 유창하였음. 낮은 목소리로 말하였고, 사람들이나 장소, 사건의 이름을 대는 데 때때로 어려움을 보임.
- 사고Thought−내용content: 자신이 "그 조직"에 의해 당하고 있는 부당한 피해에 대해 자발적으로 말했고, 오늘 있었던 사건들이 그를 해치려는 계획의 하나인 이유에 대해서도 설명함. 이 믿음은 면담 내내 지속되었고 강도는 변함없었음.
- 사고Thought−형태form/과정process: 사고 흐름은 제한적이었고, 사고 탈선이 한 번 관찰되었음.
- 정동Affect과 기분Mood: 감정적 표현은 경미하게 침울한 정도로부터 중간 정도로 과민한 정도까지 표현되었음. 입원해야 한

다는 말을 들었을 때는 적대감을 보임. 자신의 기분에 대해 "엿 같다"는 표현을 사용함.

- 지각Perception: 면담 도중 명백한 환청을 지각함. 환청에 반응하여 당장 나가겠다고 하였음. 환청 이외의 환각은 관찰되지 않음.

- 자살/타살 사고Suicidal/homicidal ideation: 자해에 대한 생각이나 계획은 없었으나, 자신을 병원에 데려온 경찰관 중 한 명을 해칠 마음을 표현함.

- 병식Insight과 판단력Judgement: 판단력에 장애가 있는 상태이고, 자신이 병원에 입원하거나 치료를 받아야 한다는 것에 대해 부인함.

- 인지기능Cognitive functioning:
  - 면담 내내 명료한 의식 상태였음.
  - 사람, 날짜, 계절과 장소에 대한 지남력이 보존되어 있음.
  - 3가지 단어에 대한 기억 등록은 잘 하였으나 그중 한 가지를 회상하는 데 실패함. 과거 입원에 대한 기억을 잘 회상하지 못해 의무기록으로부터 자세한 병력을 얻었음.
  - 계산: 100−7을 두 번 시도했는데 모두 틀려서 더 이상 검사하지 않음.
  - 일반적인 지식, 추상적인 사고능력, 속담 해석에 대한 질문에 답을 잘 하지 못함.

진단을 위한 정리

Smith 씨는 33세의 미혼, 노숙자인 백인 남성임. 그는 19세에 초조 및 적대적인 행동으로 비자발적인 정신과 입원 경력이 있었고, 이후에도 두 번 더 입원했으며, 그중 한 번은 폭행으로 고소된 후였음. 현재 그는 3주 동안 환청, 피해망상, 와해된 모습을 나타내고 있다. 그는 다양한 물질을 사용해본 과거력이 있고, 내원 2일 전 LSD를 사용했으며, 3주간 dimenhydrinate를 밤마다 10정 가량 복용했음. 환청과 망상은 불법적인 약물을 사용하지 않을 때에도 나타났음. 환자는 우울 증상과 조증을 함께 보이고 있음. 인지기능 저하 소견이 동반되어 병력청취의 정확성이 떨어졌을 수도 있음.

〔우선적으로 의심되는 진단들〕

- 조현병
- 물질 남용(환각제와 항콜린성 약물)

〔감별해야 할 진단들〕

- 물실로 유발된 정신병직 장애(환각제와 항콜린성 약물)
- 분열정동장애, 우울형
- 기분과 일치하지 않는 정신병 특징을 보이는 우울 삽화
- 양극성 기분장애, 정신병적 양상을 동반한 혼재성 삽화

병인학에 따른 정리

	경향 요인	촉발 요인	영속 요인
생물학적 측면	• 유전적 소인 • 산후 허혈? • 출생월	• 물질 사용 • 불량한 건강 상태 와 영양	• 물질 사용 • 낮은 약물 순응도
심리학적 측면	• 낮은 자존감 • 부모 양육의 결손 • 징벌적 초자아	• 시험 스트레스 • 시험 실패에 대한 두려움	• 병식 부족 • 타인에 대한 적개심

사회적 측면	• 대인관계 어려움
	• 이웃으로부터의
	  배척
		• 가족과의 분리
		• 다른 학생들로부터
		  의 괴롭힘
			• 대인관계 부족
			• 직업 수행 능력의
			  부족

생물-심리-사회학적 치료 계획

1. 입원
2. 비자발 입원에 대한 동의 절차

	생물학적 측면	사회적 측면	심리학적 측면
검사	신체 검사, CBC, BC, thyroid function test, Vitamine B12, folate, Urine drug test	부가적인 병력, ADL, IADL 측정	인지기능검사
단기 치료	항정신병약물 처방	거주지의 확보, 부모와의 관계 개선	행동 치료, 집단 치료, 레크리에이션 치료
장기 치료	약물 조정, depot 제제 고려	물질 사용과 질환과의 관계 이해	사례관리자 투입

The Mental Status Exam

2부
정신상태검사

CHAPTER 1

Introduction to the Mental Status Exam
정신상태검사의 개요

정신상태검사란 무엇인가?

정신상태검사(Mental Status Examination, MSE)는 인지기능검사의 한 부분으로서 정신과적인 상태에 대한 것이다. MSE는 다음과 같은 항목들을 평가하기 위한 표준화된 관찰과 질문들의 집합이다.

- 감각sensorium
- 지각perception
- 사고thinking
- 감정feeling
- 행동behavior

MSE는 면담의 단지 일부가 아니라 전체를 통합하는 것이다. 인지기능평가는 환자로부터 정보를 얻기 전부터 시행되어야 신뢰성과 정확성을 높일 수 있다. MSE는 관찰된 행동, 인지능력, 면담 도중에 보인 내적 경험들을 기록한다. 진단과 치료계획의 수립, 향후 임상적 경과에 도달하기 위한 요소들을 충분히 얻을 수 있을 때까지 시행한다. MSE는 간편한 접근 방식으로서 정신과적 증상과 그 심각도를 판단할 수 있도록 도와준다. 경험 많은 검사자가 시행할 경우 구체적이면서도 민감하고, 경제적인 진단 도구가 될 수 있다. MSE를 통해 단지 몇 분 이내에 진단을 내리고 치료 계획을 수립하기 위해 필요한 정보를 얻을 수도 있다.

MSE의 구성 요소는 무엇인가?

MSE는 정신과적으로 시행하는 "계통 문진review of symptoms"이라고 볼 수 있다. 앞서 소개한 다섯 가지 주요 영역을 평가하는 것이 중요하다. 이 다섯 영역을 확장하여 심리적인 기능을 평가하고 이를 MSE 안에 기록한다.

감각sensorium과 인지기능cognitive functions

- 의식과 주의력의 수준level of consciousness and attentiveness
- 시간, 장소, 사람에 대한 지남력orientation to persona, place, and time
- 주의력attention
- 집중력concentration
- 기억력memory
- 지식knowledge
- 지능intelligence
- 추상적 사고 능력abstract thinking

지각perception

- 환각hallucination: 자극이 없는데도 불구하고 감각을 느끼는 장애
- 착각illusion: 자극을 오인함.
- 이인증depersonalization, 이현실증derealization: 변형된 신체 경험

사고thinking

- 말speech
- 사고 내용thought content: 무엇(what)을 말하는가?
- 사고 형태thought form: 어떻게(how) 슬픈가? 말하는 방식(the way) 이 어떤가?
- 자살, 타살 사고suicidal ideation, homicidal ideation
- 통찰력, 판단력insight, judgement

감정feeling

- 정동affect: 객관적이고 관찰 가능한 감정적 단서가 있음.
- 기분mood: 주관적 감정 경험

행동behavior

- 용모appearance
- 정신운동성 초조 혹은 지체psychomotor agitation or psychomotor retardation
- 면담에 협조하는 정도 cooperation

이들 항목을 외우는 방법

"ABC STAMP LICKER"

Appearance(용모)

Behavior(행동)

Cooperation(협조)

Speech(말)

Thought form & content(사고 형태 & 사고 내용)

Affect(정동)

Mood(기분)

Perception(지각)

Level of consciousness(의식의 수준)

Insight & Judgement(통찰력 & 판단력)

Cognitive functions & Sensorium(인지기능 & 감각)

    Orientation(지남력)

    Memory(기억력)

    Attention & Concentration(주의력 & 집중력)

    Reading & Writing(읽기 & 쓰기)

Knowledge base(지식 정도)

Endings(마무리)

Reliability(신뢰도)

정신상태검사MSE를 꼭 해야 하는가?

2006년 미국정신의학회는 MSE를 필수적인 "임상평가영역domains of clinical evaluation" 중 하나라고 규정했다(APA, 2006). 내과 영역에서 신체검사가 중요한 것처럼 정신과 영역에서는 MSE가 중요하다. 그래서 MSE를 "뇌에 대한 청진기"라고 부르기도 한다(O'Neil, 1993).

모든 정신과적 진단은 면담을 통해 임상적으로 내리게 된다. 혈액검사나 영상의학적 검사를 통해 진단을 내릴 수 없고, 단 하나의 모습만 가지고는 어떤 정신과적 상태를 특정하고 판단할 수도 없다. 그렇기 때문에 MSE가 더욱 중요하며 철저한 평가가 필요하다. 하지만 질문이 어렵고, 모호하다는 이유로 인해 흔히 간과되고 있는 실정이다. 이를 극복하면, MSE는 흥미로운 작업이 될 수 있다. MSE를 부담감 없이 시행하기 위해서는 MSE의 거의 절반 에 해당되는 정보가 "저절로" 얻어진다는 것을 깨닫는 것이 중요하다. 다시 말해 굳이 MSE를 하려고 애쓰지 않아도 면담 속에서 환자가 말하는 것을 듣고 관찰하다 보면 MSE에 필요한 정보를 알게 된다는 것이다.

저절로 알게 되는 정보	물어보아서 알게 되는 정보
의식 수준	지남력
외모	인지기능
행동	자살, 타살 사고
협조도	기본 지식
신뢰도	지각
정동	기분
사고 형태	사고 내용

MSE를 어떻게 시작하는가?

MSE는 환자가 시야에 들어오는 순간부터 시작된다. 본격적인 면담에 들어가기 전에도 관찰을 통해 차림새, 위생상태, 행동, 걸음걸이, 주변에 반응하는 수준과 관심 정도 등과 같은 중요한 정보를 얻을 수 있다.

평가를 진행하면서 다른 요소들도 얻을 수 있다. 대부분의 면담자는 개방형 질문으로 시작해서 내담자에게 5분 정도 자유롭게 이야기를 할 수 있는 시간을 준다.

MSE에는 예외 없이 구체적으로 질문해야 할 항목들이 있다. 대개 다음의 세 가지 방법 중 하나로 진행된다.

1. 기회를 포착해서 조사한다.

이는 가장 자연스러운 접근 방식으로서 천을 짜듯이 촘촘한 면담이 될 수 있게 도와줄 것이다. 예를 들면 환자가 기억력 저하와 주의력 감소를 호소할 때가 바로 인지기능검사를 시행할 이상적인 기회다. 여기서 단점은 면담 순서가 뒤죽박죽이 될 수 있다는 것이다. 그렇기 때문에 당신이 면담에 숙달될 때까지는 이 기법을 잘 사용하기가 어려울 수도 있을 것이다.

2. 중요한 포인트를 메모해 두었다가 나중에 주제 전환을 쉽게 할 수 있도록 활용한다.

예를 들어 "당신은 전에 보는 것에 문제가 있다고 말한 적이 있었습니다. 그 말은 이상한 것이나 다른 사람이 볼 수 없는 것을 본다는 뜻인가요?"와 같은 질문을 통해 환자가 자신이 했던 말을 상기시킬 수 있게 하고, 당신은 더 구조화된 면담을 할 수 있게 된다. 환자가 중요한 영역에 대한 이야기를 꺼냈다고 가정해보자. 만일 적절치 않은 상황에 그 이야기가 나왔다면 당신은 다음과 같이 말할 수 있다. "제게 그 사실을 말해주는 것은 중요합니다. 하지만 조금 뒤에 다시 그 이야기를 하기로 하고, 우선은 지금 우리가 하던 이야기를 계속해 주시겠습니까?"(그리고 그 이야기에 대해 나중에 물어보아야 한다는 것을 유념한다.)

3. 면담이 끝나갈 무렵에도 설명되지 않은 채로 남아 있는 것에 대해 질문한다.

이 방법 역시 면담 구조를 유지하는 데 유리하다. 또한 위에 제시된 두 가지 방법은 부드러운 것이긴 하지만, 모든 것을 이끌어내기에는 무리가 있다. 그래서 MSE에서 아직 확인되지 않은 영역들에 대해서는 다음과 같은 형식으로 질문할 수 있다.

"이제 우리가 이야기한 것들로부터 조금 벗어난 질문을 몇 가지 더 하고 싶습니다."

"이제 당신의 정신 기능 일부를 추가로 조사하기 위해 몇 가지 질문을 더 하고 싶습니다."

"당신의 주의력과 집중력을 보다 정식으로 평가하기 위해 몇 가지 더 알고 싶습니다."

"확실하게 하기 위해서는 몇 가지 질문이 더 필요합니다."

위에 질문들은 예시일 뿐이며, 당신이 선호하는 질문 형식을 따르면 된다. MSE는 다양한 방식으로 시행할 수 있고, MSE의 요소는 면담의 어느 시점에서도 얻어지는 것이다. 처음에는 그냥 지나쳤다가 면담이 더 편안하게 진행될 때 다시 조사해도 된다. 환각과 망상과 같은 MSE의 특정 영역에 대한 질문은 각각의 장에 따로 소개되어 있다.

병력과 MSE의 통합

정신과적 병력	MSE 구성요소
자료와 주소(chief complaint)를 식별한다.	• 외모 • 행동 • 지남력 • 의식 수준
현 병력	
개방형 질문으로 5~10분 정도 자유롭게 이야기할 수 있도록 한다.	• 협조도 • 사고 형태와 내용(신경 쓰이는 것을 말하도록 한다. 이것이 사고 내용의 중요한 척도가 된다.)
현 병력으로부터 증상을 조사	
폐쇄형 질문을 통해 초점을 맞춰 특정한 정보를 얻는다.	• 정동과 기분 • 자살, 타살 사고 • 인지기능검사(보고한 증상의 심각도를 평가할 수 있는 항목을 포함시키는 것이 좋다.)
다른 MSE 요소들을 직접 조사	
면담 초반에 조사하지 못한 영역들을 조사한다.	• 일반적 지식 • 지각 • 병식과 판단력 • 정형화된 인지 검사

MSE에 대한 다른 방식의 이해

MSE는 정신과에서의 "신체검사physical examination"이다. 내과와 외과에서 신체적 증상을 조사할 때 I.P.P.A. —시진inspection, 촉진 palpation, 타진percussion, 청진auscultation —를 하는 것과 같다.

정신과 증상에 대해서도 좀 더 "들여다보고", "만져보고", "두드려 보고", "듣는 것"이 필요하다. 신체검사와는 달리 MSE는 적어도 부분적으로는 병력과 겹친다. 하지만 신체검사와 MSE 모두 병력과 구분지어 따로 기록한다.

MSE는 또한 의료기록의 S.O.A.P.에서 객관적인 부분objective에 해당한다.

- **Subjective**: 주소, 현 병력, 내외과 및 정신과적 과거력, 가족력, 개인력
- **Objective**: 관찰 결과, MSE, 신체검사, 혈액학 및 영상학적 검사
- **Assessment**: 유력 진단, 감별진단
- **Plan**: 추가 조사계획, 단기 및 장기적 치료 계획

MSE를 할 때 중요한 점들

- 간이정신상태검사(Mini-Mental State Examination, MMSE)는 MSE 와는 다른 것이다. MMSE는 30점 만점의 구조화된 간이인지기 능검사이다. MSE는 MMSE에서 다루지 않는 지각의 이상, 사

고 과정과 형태, 정동과 기분 등을 포함하고 있다.

- MSE는 면담을 통해 환자를 평가하는 것으로 그 결과는 바뀔 수도 있고, 실제로 자주 바뀐다(지도 전문의 앞에서는 항상 바뀌게 된다). MSE는 단지 평가를 하는 동안 작성된 관찰 기록인 것이다.

- MSE는 환자의 경과와 예후를 모니터하는 데 도움을 준다. 다시 검사해도 같은 결과를 보일 확률이 높고, 환자의 임상 경과에 대해 중요한 정보를 제공한다.

- MSE의 항목들은 각기 나름의 근거를 갖고 특정한 방식으로 시행하는 것이지만 비교적 체계적인 접근과 질문들로 구성되어 있다.

- MSE를 가급적 완전하게 시행하고 기록해 놓으면 의료 과실이나 법적 책임으로부터 피할 수 있게 되는 경우가 많다. MSE는 특정 상황에서 정신과 의사의 의사 결정에 도움을 주기 때문에 소송이 줄고 피해를 최소화시킬 수 있다.

- MSE는 능력(competence/capacity)을 평가하는 데 있어 필수적인 요소이다. competence란 합리적으로 행동하고 이해하는 능력을 가졌음을 의미한다. 이것은 법률적인 용어로서 판사가 판단한다. capacity란 적절한 정보들을 이해해서 이성적인 결정을 할 수 있는 능력을 의미한다. 이것은 의사가 판단한다.

CHAPTER 2

Appearance
용모

용모의 어떤 측면이 중요한가?

용모를 기록하는 것은 환자의 신체적 특징을 통해 마음속에 환자의 그림mental picture을 그릴 수 있도록 돕는다. 기록을 정확하게 남기기 위해서이기도 하고, 다른 사람에게 환자의 모습을 최대한 잘 전달하기 위해서이기도 히디. 용모에 대해 기록해야 하는 중요한 특성들은 다음과 같다.

- 성별과 문화적 배경 (section I)
- 실제 나이와 외견상 나이 (II)
- 복장 (III)
- 차림새와 위생상태 (IV)
- 체형 (V)
- 신체적 장애 (VI)
- 귀금속과 화장 상태 (VII)
- 그 밖에 문신, 피어싱, 상처, 특이한 탈모 형태 등 (VIII)

용모를 기술하는 방법

I — **성별**gender과 **문화적 배경**cultural background을 기술한다.

II — **실제 나이**actual age는 실제 사실에 근거하여 기술한다. **외견상 나이**apparent age는 환자의 실제 나이, 모발, 피부, 옷 입는 스타일, 행동과 같은 요소를 고려하여 평가한다. 외견상 나이를 기술하는 방법은 흔히 다음과 같다.

- 실제 나이처럼 보인다.
- 실제 나이보다 어려 보인다 혹은 나이 들어 보인다.

많은 요소들이 외모에 영향을 미친다.

- 심각하고 지속적인 신체적 질병이 존재할 경우
- 폭풍과 같은 날씨에 노출되거나 노숙을 하고 있을 경우
- 담배, 술, 물질 남용을 할 경우
- 만성적이거나 심한 정신장애가 있는 경우

III — **복장**attire은 환자가 어떻게 옷을 입고 있는지, 그리고 면담 동안 어떻게 자신을 드러내는지 묘사한다. 복장은 사회경제적 수준, 직업, 자존감, 회의에 참석할 수 있는 능력 및 흥미 등 많은 요소를 반영하는 것이다. 전체적인 인상으로 시작해서 그다음에 어떻게 옷을 입는지 등 세부적인 묘사를 한다.

면담의 앞뒤 정황도 고려해야 한다. 면담 5분 전에 잠에서 깬 입원 환자와 외래에서 면담 약속을 잡고 만난 환자는 당연히 다를 것이다.

의무기록이 법적인 문서임을 명심해야 한다. 당신이 작성한 기록은 다양한 상황에서 열람될 수 있는 데 법정에 제출되는 경우도 많다. 환자 역시 자신의 의무기록 사본을 받아볼 권리를 갖고 있다. 그러므로 면담의 맥락 안에서 실제 복장 그대로 묘사해야 한다. 다음의 예시를 보자.

잘된 묘사: 이 남자는 외출복을 차려입었다. 털모자를 쓰고 재킷을 입었으며 줄무늬 셔츠를 입었다.

잘못된 묘사: 이 풋내기는 희한한 옷을 입고 있었다. 인조 라쿤털 모자를 썼고 아메리칸 이글 셔츠 위에 싸구려 스웨터를 입었다.

복장은 환자의 증상과 징후에 어우러져서 유용한 정보를 제공할 수 있다. 예를 들면

- 조증 환자는 화려한 옷을 입고 빨간색 옷을 선호한다.
- 조현병, 우울증, 치매, 물질 남용 환자는 복장이나 차림새, 위생 상태에 대한 관심이 떨어진다.
- 인격장애 환자는 옷의 선택과 스타일에서 인격적 특징을 반영할 수 있다.
- 거식증 환자는 자신의 체형을 가리기 위해 헐렁한 옷을 입는다.
- 정맥주사를 남용하는 환자는 팔의 주사 자국을 감추기 위해 소

매가 긴 옷을 입는다.

IV — **차림새**grooming와 **위생상태**hygiene는 환자의 자기 관리 정도를 나타내는 지표이다. 모발, 수염 정돈상태, 피부, 손발톱, 냄새, 구강 청결, 복장상태 등을 주로 본다. 일반적으로 사용되는 묘사는 다음과 같다.

- 헝클어진(비바람에 노출되어 주름진)
- 흐트러진(차림새에 신경 쓰지 않은)
- 청결한, 깔끔한, 적절한 혹은 잘 차려입지 못한 등

복장과 함께 차림새와 위생 상태의 수준은 진단과 증상의 심각도를 평가하는데 도움을 준다.

- 강박장애 환자는 피부에 손상이 생길 정도로 자주 씻는다.
- 망상이 차림새에 영향을 미칠 수 있다(예, 무서운 존재를 피하기 위해 씻지 않는다 등).
- 강박성 혹은 자기애성 인격장애 환자는 옷을 차려입고 용모를 가꾸는 데 상당한 시간을 투자한다.
- 만성적이고 중증의 정신장애 환자는 자기 관리를 할 수 있는 능력이 떨어진다.

V — **체형**body habitus은 환자 몸의 크기와 형태를 묘사한다. 대개 다음과 같은 용어를 사용한다.

- 마르고 왜소한
- 근육질의 튼튼한
- 무겁고 뚱뚱한

특이한 체형을 갖고 있을 경우 역시 기술해야 한다.

- 몸통이 비대하고 팔다리가 가는 체형(쿠싱병과 간질환)
- 가슴이 드럼통처럼 커진 불균형적인 체형(폐기종, 만성기관지염)

VI ― **신체적 기형**physical abnormalities은 장애 부위와 보조 기구 여부에 대해 기록한다. 보통은 장애에 대한 언급을 피하고 예의 바르고 눈치 있게 행동해야겠지만, MSE에서는 제대로 조사하는 것이 중요하다. 장애에 대해 질문을 당신의 관심사항이 되는 질문으로 연결해 가는 것이 좋다. 다음과 같은 질문을 해볼 수 있을 것이다.

- 선천적 혹은 후천적으로 장애가 있는 신체 부위가 있나요?
- 선천적이라면 자라오면서 특정한 자세를 취하는 데 어려움이 있었나요?
- 후천적이라면 사고 때문인가요? 폭행으로 인한 것인가요?
- 장애로 인해 어떠한 제한이 있나요?
- 장애에 어떤 식으로 적응하였나요?
- 장애로 인해 어떠한 심리적 변화가 생겼나요?

기형을 조사하게 되면 환자의 모든 면을 알아볼 의지가 있음을 전달할 수 있으므로 면담이 좀 더 수월해질 수 있다. 신체적 장애의 탐색이 중요한 이유들은 다음과 같다.

- 장애에 적응하는 수준을 파악하면 그 사람이 스트레스나 상실에 대처할 능력이 있는지 가늠해볼 수 있다.
- 적응 능력은 병식과 판단력을 파악하는 데 지표가 된다.
- 신체적 장애가 정신적 장애로 연결되었을 가능성이 있다.

VII — **귀금속**jewelry과 **화장**cosmetics에 대한 조사는 복장과 차림새를 보는 연장선에 있다. 이를 통해 환자가 스스로를 어떻게 보는지, 그리고 무엇을 중요하게 여기는지 파악할 수 있다. 이에 대해 도움이 되는 사례들이 있다.

- 정신병적 승상이 있으면 화장을 기괴히게 할 수 있고, 조증이나 일부 인격장애 환자들은 화려한 화장을 할 수 있다.
- 조현병 혹은 조현형 인격장애 환자는 미신이나 개인적인 신념을 이유로 부적이나 장신구를 착용하기도 한다.

반지를 보는 것은 흥미로운 일이다. 반지는 결혼상태뿐만 아니라 직업을 나타낼 수 있다. 일례로 새끼손가락에 철로 된 반지를 끼고 일하는 기술자들이 있다.

VIII — **문신**tattoos은 피부 진피층에 지워지지 않는 잉크를 주사해서 그린다. 서양에서는 흔한 것으로 명사들도 문신을 많이 한다. 문신

문화에 대한 모임과 단체들도 있다. 문신은 많은 의미를 내포하는 것으로서 범죄 조직의 멤버임을 표시하거나 어떤 범죄에 유죄 판결 받았다는 것을 뜻할 수도 있다. 성적 취향을 표현하는 것일 수도, 어떤 대상에 대한 믿음을 표현하는 것일 수도 있다. 사람들은 외모로 자신을 표현하고자 한다. 문신을 하는 사람은 자신을 드러내기 위한 독특한 수단으로 마치 캔버스처럼 자신의 피부를 이용한다. 문신이 드러나 보이지 않더라도 이에 대한 질문을 해볼 필요가 있다. 흔히 다음과 같은 질문들이 사용된다.

- 그 문신은 무엇입니까? 어떤 상징적 의미가 있습니까?
- 그 문신을 새겼을 때 어떤 일을 겪었습니까?
- 이 사람/단체/사건을 문신으로 새긴 특별한 이유가 있습니까?
- 문신하신 것을 후회하십니까? 지우려고 해보신 적 있습니까?

이러한 질문들을 통해 알 수 있는 것들은 다음과 같다.

- 중요한 관계, 몰입의 정도
- 특정 모임이나 하위 문화에 가입 여부
- 성적인 행위, 범법 행위의 경력
- 충동 조절, 병식, 판단력의 단계

환자의 용모를 통해 추론하는 것이 합당한 것인가?

용모는 너무 중요한 특징이기 때문에 MSE에서 누락시켜서는 안 된다. 특정한 행색에 대해 가설을 세우고 추론을 도출하는 과정에서 확인을 위해서는 더 많은 정보가 필요하다. 단순히 외모만 가지고 진단을 내릴 수는 없다. 사람들은 나름대로의 방법으로 자신을 꾸미고 표현한다. 특정한 의복, 장신구, 화장품을 착용한다. 면담을 하면서 임상가는 수많은 독특한 복장을 묘사하기 위해 고군분투 할 것이다. 그리고 숙련된 관찰자는 정보가 많을수록 좋을 것이다.

유명한 탐정인 셜록 홈즈Sherlock Homes의 경우를 보자(Conan Doyle, 1971). 노란 얼굴the yellow face이라는 단편에서 그는 한 파이프 담배를 관찰하고 나서 왓슨Watson에게 말한다. "이 파이프의 주인은 틀림없이 근육질에, 왼손잡이고, 치아가 가지런할 것이네. 자신의 버릇을 드러내는네 거리낌 없고, 돈을 아낄 필요 없는 사람이네." 이 소설 안에서 홈즈는 그의 관찰과 상대방의 특징을 통해 완벽하게 합리적인 결론에 도달하고 만다(한 번 읽어보길 바란다).

몇 가지 "정신과적" 신체 소견

두경부

• 동공 크기의 변화	약물 중독 혹은 금단
• 각막의 착색	윌슨병
• 치아 부식	식사장애(구토)
• 침샘의 비대	식사장애(거식증 혹은 대식증)

피부

• 손가락 관절의 굳은살/갈라짐	식사장애(손가락으로 구토를 유발)
• 긁힌 상처	경계성 인격장애
• 외상으로 인한 상처	반사회성 인격장애, 알코올 남용
• 주사 자국	정맥주사 남용
• 담뱃불 화상	치매, 알코올 남용, 다른 신경과적 상태, 자해
• 피부염 또는 각질이 일어난 피부	강박장애(과도한 손 씻기)
• 비전형적 패턴의 탈모	발모광
• 솜털lanugo	거식증
• 커피 모양 반점cafe-au-lait macules	신경섬유종
• 부종	약물 과용, 식사장애

근골격계와 신경계

• 진전	파킨슨병, 리튬 중독, 카페인 중독, 알코올 금단, 불안 장애, 갑상선 항진증
• 반복적인 행동	뚜렛장애, 틱장애, 자폐증, 지연성 운동장애, 강박장애, 정신 지체
• 근육 위축	알코올 남용

CHAPTER 3

Behavior

행동

행동의 어떤 측면이 중요할까?

행동은 면담 동안 보인 움직임을 말한다. 행동은 정신질환을 판단하는 데 중요한 요건 중 하나로서 겉으로 드러나 관찰이 가능한 정신과적 상태의 현상이다. 환자는 망상을 가지고 있을 수도 있고, 자살의 위험성이 높을 수도 있으며, 환청에 사로잡혀 있을 수도 있다 그러나 이러한 내적인 상태는 직접적으로 평가할 수 있는 성질의 것은 아니다. 행동은 기분, 협조도와 신뢰도, 사고 내용 등 MSE의 다른 척도들에 대한 정보들을 통해서도 알 수 있다. 행동에 대한 평가는 외모와 마찬가지로 환자를 처음 본 순간부터 시작한다. 틱이나 강박행동 등 특정한 행동이 면담 도중에 관찰되지 않을 수도 있기 때문이다. 행동에 대해서는 다음과 같은 측면들을 본다.

일반적인 관찰

- Agitation초조 (section I)
- Hyperactivity과다행동 (II)

- Psychomotor retardation정신운동지체 (III)

특정한 움직임의 관찰

- Akathisia정좌불능증 (section IV)
- Automatisms자동증 (V)
- Catatonia긴장증 (VI)
- Choreoathetoid movement무도증 (VII)
- Compulsions강박행동 (VIII)
- Dystonia근육긴장이상증 (IXa) & Extrapyramidal symptoms 추체
  외로증상 (IXb)
- Tardive Dyskinesia지연성 운동장애 (X)
- Tic틱 (XI)
- Tremors진전 (XII)
- Negative symptoms음성 증상 (XIII)

행동의 관찰은 정신병리에 있어 중요한 요소다. 정신질환의 분류
는 원인보다는 관찰된 현상에 근거하고 있다.

행동의 일반적인 측면을 어떻게 기술하는가?

우선 신체적 움직임을 전반적으로 묘사한다. 주로 보는 요소들은
다음과 같다.

- 자세
- 자발적인 움직임의 빈도와 범위
- 요청된 과제를 수행하는 능력과 협조도

행동의 단계는 일반적으로 다음과 같이 표시한다.

- 증가된(혹은 초조한)
- 감소된 혹은 느린(hypokinesia, bradykinesia)
- 정상 범위인(WNL)

뚜렷한 행동상의 문제가 없는 경우에도 면담 시 관찰한 시각적 이미지를 간단히 묘사한다. 예를 들면 "YKK씨는 팔짱을 낀 채 앉아서 유행이 지난 재킷의 지퍼를 만지작거리는 모습이었다…"와 같은 식으로 기술할 수 있다.

동작에 대해서는 다음의 3가지 요소를 평가한다.

- 의식적으로 하는 수의적 동작 – 목적이 있는 동작
- 무의식적으로 하는 수의적 동작 – 습관적인 동작
- 불수의적 동작 – 진전이나 근육긴장이상 등 신경학적 이상을 반영함

MSE는 행동에 대해서만 기록하고, 그것과 관련된 환자의 내면을 기록하지는 않는다. 예를 들어 끊임없이 안경을 계속 매만지는 환자

는 운동 틱을 가지고 있을 수도 있지만, 이를 조사하지 않고 행동 자체만 기록한다.

Ⅰ ── 초조agitation는 긴장감과 각성 수준이 상승되어 있는 신체적 동요 상태를 말한다. 일반적인 증상들은 다음과 같다.

- 손을 부들부들 떨고, 손가락을 두드리거나 꼼지락거림
- 몸의 자세나 위치를 수시로 바꿈
- 발을 구르거나 다리를 움직임
- 주의 집중이 빈번하게 변동함

행동을 통해 초조함을 드러낼 수 있다는 점에서 초조는 감정적인 상태나 정동을 묘사하는 용어가 되기도 한다. 정신운동psychomotor이란 정신 상태에 의해 나타나는 움직임을 의미하는데, 외부적 요인으로 인해 나타나는 움직임과는 성질이 다르다. 예를 들어, 과량의 카페인 섭취로 인해 들뜨고 흥분할 수도 있다. 아래 목록에서 보는 것처럼 초조함을 유발하는 원인은 매우 다양하기 때문에 이러한 특징은 중요하다. 그래서 DSM에서는 정신운동초조를 조증, 경조증, 우울증의 진단 기준 가운데 하나로 명시하고 있다. 초조는 다음과 같은 상태에서 흔히 나타난다.

- 물질 중독 혹은 금단
- 갑상선기능항진과 같은 일반적인 의학적 상태
- 조현병, 우울증, 조증/경조증, 불안장애, A형이나 C형 인격장애 등

- 초조형 우울증agitated depression: 환자는 조증과 우울증이 뒤섞인 상태를 경험할 수도 있으며, 이는 견디기 힘든 것이므로 자살 시도와 관련되기 쉽다.

II — **과다행동**hyperacitivity은 상승된 신체적 에너지 수준을 뜻한다. 초조함과의 차이점은 내적 긴장이 부재하고 행동이 목표 지향적이라는 점이다. 환자는 종종 빠르게 여러 가지를 말하며, 과도하게 자기주장을 내새우거나 공격적이 될 수도 있다. 다음과 같은 질환이나 상태로부터 자주 나타나게 된다.

- 조증 또는 경조증
- 주의력결핍활동과잉장애
- 강박성 인격장애
- 긴징성 흥분
- 뇌전증의 발작 사이기interictal period
- 두부 손상 또는 섬망

III — **정신운동지체**psychomotor retardation는 자발적이거나 비자발적인 동작이 느린 것을 의미한다. 과소운동hypokinesia 혹은 서동증bradykinesia과 비슷하며, 극단적으로 동작이 없는 경우를 무동증akinesia이라고 한다. '지체'라는 용어는 동작의 시작, 수행, 그리고 마무리에 모두 적용된다. 그러나 우유부단해서 동작이 느린 사람들에게는 적용되지 않으며, 집중력이 부족해서 동작을 시작하고 나서 완료하지 못하는 사람들 역시 제외된다.

동작이 느릴 경우 말할 때의 모습도 달라진다. 대부분의 사람들은 말할 때 동작을 함께 하고 제스처를 자주 취한다. 자발적인 동작의 범위를 알아보는 것이 중요하며, 비정상적인 또는 반복적 행동 또는 전형적 움직임 여부에 대해 물어보아야 한다. 행동은 의식수준의 영향을 받기 때문에 동작이 없는 환자의 경우 의식수준을 먼저 조사해야 한다.

일반적으로 치매 환자는 동작이 느려지고 평상시의 속도로 생각하는 것이 어렵다. 정신지체와는 구분해야 하는데 정신지체는 18세 이전에 발생하고 언어장애를 동반하는 경우가 많다. 이에 반해 치매 환자들은 질병으로 인해 기존의 정신적 능력을 잃은 것이다..

우울증은 치매에 걸린 것과 유사한 정도로 심각한 인지기능 저하를 유발할 수 있다. 이것을 가성치매pseudodementia 혹은 우울증의 치매 증후군dementia syndrome of depression이라고 한다. 후자가 보다 정확한 용어지만, 가성치매는 다양한 상태, 예를 들어 갑상선기능저하증 등에서도 나타날 수 있기 때문에 보다 흔히 사용된다. 움직임이 감소하거나 없어지는 원인으로는 다음과 같은 것들이 있다.

- 우울증: 가장 흔한 정신과적 원인으로서 과거는 우울증 아형 가운데 지체형 우울증retarded depression이라고 불렸다.
- 조현병에서의 음성 증상
- 약물의 부작용, 특히 항정신병약물 부작용이 많다.
- 긴장증
- 치매
- 일반적 내과적 상태

특정한 움직임의 장애

IV ― **정좌불능증**Akathisia은 계속 움직이고 싶은 느낌으로서 항정
신병약물의 부작용으로 주로 나타난다. 환자는 가만히 있을 때도 다
리를 율동적으로 움직이고, 주로 일어서서 돌아다닌다. 단순한 관찰
만으로는 초조함과 구별하기 어려울 수도 있는데, 정좌불능증은 주
관적인 경험이기 때문이다. 항정신병약물로 인한 것일 때는 신경이
완제 유발성neuroleptic-induced이라는 수식이 붙는다. 흔들리고, 안절
부절못함, 걷거나 움직이도록 강요받는 느낌이 일반적이다. 정좌불능
증은 상당히 불쾌한 경험이기 때문에 의사가 이를 확인하지 않고 적
절히 치료하지 않을 경우 자살이나 폭력 등의 사고로 이어지기도 한
다. 항정신병약물을 처음 복용하거나 용량을 늘릴 때 흔히 발생한다.
일부러 행동을 참으려고 하면 불편감이 더 증가된다.

V ― **자동증**Automatism은 간단한 행동부터 복잡한 행동까지 자동
적이고 불수의적인 움직임을 말한다. 그들은 소발작complex partial 혹은
결신발작absence 형태의 뇌전증에서 가장 흔히 발생한다. 때로는 뇌전
증에서 자동증만이 유일하게 드러나는 증상일 수도 있다. 두부 손상,
물질 중독, 긴장증 그리고 조현병, 기억상실 상태에서 나타나기도 한다.
자동증은 의식 상태가 변화할 때 발생할 수 있다. 자동증의 동작은 목
적 지향적인 것에서부터 지리멸렬한 것까지 다양하며, 상황에 비추어
볼 때 그런 동작을 하는 것이 적절할 수도, 적절하지 않을 수도 있다. 자
동증이 지속될 경우 부적절하게 비추어지게 되며, 자동증이 나타나는
동안의 기억이 소실될 수도 있다. 흔한 자동증의 모습은 다음과 같다.

- 입술 핥기나 단어 말하기
- 머뭇거리기
- 눈 깜박임 또는 한곳만 응시하기

VI — **긴장증**Catatonia은 다양한 자세나 동작의 장애서 나타난다. 그리고 활동의 증가와 감소를 모두 포함할 수 있다. 긴장증이라는 용어는 Kahlbaum에 의해 명명된 것으로서 그 자체가 진단적인 것이 되었다. 만약 Kahlbaum이 강아지를 키우는 사람이었다면 dogatonia라는 이름을 붙였을 지도 모른다. 긴장증은 다음과 같은 상황에서 나타난다.

- 주기성 긴장증, 드물긴 하지만 갑상선 기능의 변화나 질소 균형의 변화와 관련이 있다.
- 신경과적 질환
- 매독, 바이러스성 뇌염
- 두부 손상, 동정맥 기형 등
- 중독 상태나 대사 이상

긴장증 증상들은 "**WRENCHES**"로 요약될 수 있다

Weird(peculiar) movement 이상한 동작
Rigidity 뻣뻣함
Echopraxia 반향행동: 다른 사람의 신체 움직임을 따라 함
Negativism 거부증: 모든 요청에 응하지 않고 자동적 자세를 취함

Catalepsy 강경증: 납굴증waxy flexibility

High level of motor activity: 동작 활성의 증가

Echolalia 반향언어: 다른 사람의 말을 따라 함

Stupor 혼미: 움직이지 않음immobility

VII — **무도성 불수의적 운동**Choreoathetoid movement은 다양한 신경과적, 정신과적 질환들에서 나타나는 현상으로 choreiform과 athetoid라는 운동장애의 두 형태를 합친 것이다.

무도성 움직임Choreiform은 불수의적이고, 불규칙적이며, 덜컹거리거나, 경련성이고, 주로 목적이 있는 동작을 할 때 발생한다. 불규칙한 편으로 반복되는 경우는 많지 않다. 주로 얼굴이나 팔에서 볼 수 있다. 자동적으로 얼굴로 손이 올라간다면 그것을 마치 머리를 매만지는 행동처럼 보이게 하려고 할 수도 있다.

불수의적 움직임Athetoid은 느리고, 몸 부림치거나, 꼬이고, 패턴을 가진 것처럼 보인다. 어떤 부위의 근육에도 나타날 수 있다. 태극권을 연습하거나 운전하는 것을 흉내 내는 것처럼 보인다.

발리스무스Ballismus는 진폭이 크고, 빠르면서, 보다 수의적인 운동을 가리킨다. 이것은 편측성hemiballismus으로 나타나기도 하고, 허공에 손을 휘두르는 것처럼 불수의적 움직임을 더 빠르게 하는 것처럼 보이기도 한다. 가장 흔한 원인들은 다음과 같다.

- Huntington's chorea
- Sydenham's chorea(rheumatic fever)
- Wilson's disease(hepatolenticular degeneration)

- Multiple sclerosis
- Tourette's disorder

다음은 정신과적인 상황에서 주된 원인들이다.

- Antiparkinsonian(dopaminergic) drug use
- Stimulant use
- Anticonvulsant(phenytoin) use
- Lithium toxicity
- Tardive dyskinesia

VIII — **강박행동**Compulsions은 DSM-IV-TR에 다음과 같이 정의되어 있다.

1. 반복적인 행동 혹은 강박적인 반응이나 반드시 지켜야만 하는 규칙에 따라 어떠한 행동을 하고 싶게 하는 것

2. 어떤 사람이 두려워하는 사건이나 상황을 예방하거나 스트레스를 줄이기 위해서 하는 동작. 이러한 행동과 정신 상태는 명백하게 과도한 것으로 현실성이 부족하다.

또한 DSM-IV-TR은 다음의 두 가지를 강조하고 있다.

1. 강박행동은 대부분 행동으로 나타나지만 속으로 하는 기도나 말과 같은 정신적인 형태로도 경험할 수 있다.

2. 반드시 강박적 규칙을 적용하는 것은 자발적인 것으로 부모나 학교가 행동을 제한하기 때문이 아니다.

강박 행동은 다음과 같은 특징이 있다.

- 자아이질성ego-dystonic(이 경우에도 병식insight은 유지된다.)
- 불안을 줄이기 위한 목적 혹은 약간의 목적이 있는 행동
- 의식이 명료하다.
- 반복 행동을 지속하는데 의례적으로 매번 똑같이 행동한다.
- 강박 사고와 관련이 있다. 예를 들어 오염에 대한 강박 사고는 청소하는 강박 행동의 원인이다.

강박행동만이 단독으로 나타나는 경우도 있지만 대부분 강박사고 obsession가 선행한다. 강박사고는 일반적으로 다음과 같은 특징을 갖고 있다.

- 반복적이고, 합리적이지 않다고 여겨진다.
- 현실문제에 대한 단순히 과장된 걱정이 아니다.
- 어디선가 주입된 생각이라기보다는 자발적으로 생겨난 산물이다.

면담 시 강박행동이 드러나지 않을 수도 있다. 강박행동에 대한 충동을 억제해 내기도 한다. 만약 면담 시 강박행동에 대해 보고하였으나 관찰되지는 않았다면, 강박행동은 MSE가 아니라 현 병력이나 과거력에 기재되어야 할 것이다. 가장 흔한 형태의 강박행동들은 다음과 같다.

- 과도한 혹은 의례적인 몸단장(손 씻기, 샤워, 양치질 등)
- 청소나 정리
- 반복(특정 순서대로 꾸미기, 옷 입기 등)
- 확인(문이 잠겼나 확인)
- 숫자 세기, 만지기, 측정하기
- 줄 세우기 또는 정렬하기(대부분 크기나 단어 순서, 대칭성 등 어떤 논리적 순서를 따름)
- 저장 및 수집

다음은 강박행동을 하는지 여부에 대해 물어보는 질문들이다.

- 당신은 지금 이 행동들을 반복적으로 하십니까?
- 당신은 무엇인가를 반복적으로 하는 데 시간을 많이 씁니까?
- 당신은 청소하고, 확인하고, 정리하는 일을 반복적으로 하십니까?

IXa — 근육긴장이상증 Dystonia은 불수의적으로 나타나는 근육의 긴장도tone의 증가를 의미하며, 이는 추체외로증상extrapyramidal symptom의 일종이다. 주로 연관된 근육들의 지속적인 뒤틀림tortion이나 수축contraction으로 발현되며, 환자의 외모를 변형시킨다. 근육긴장이상증은 항정신병약물의 부작용, 조현병의 증상, 신경과적 질환의 증상으로 흔히 나타난다.

급성 근육긴장이상증acute dystonia은 대개 항정신병약물을 처음 복용하고 나서 5일 이내에 발생한다. 젊은 남성, 그리고 haloperidol과 같은 고역가의 항정신병약물을 복용한 환자에서 잘 나타나곤 한다. 그래서 이들 고위험군에게는 예방적으로 항콜린성약물을 처방해야 한다고 주장하는 의사들도 있다. 흔히 나타나는 증상들은 다음과 같다.

- **안구운동발작**Oculogyric crisis or spasm: 눈을 위로 치켜 뜬 채로 고정되거나, 양안의 시선이 불일치하게끔 안구 근육이 이상 수축함
- **사경**Torticollis or wry neck: 목 근육이 경련성으로 수축하여 사경이 발생하며, 일반적으로 턱은 경련의 반대 방향을 향함
- **활모양강직**Opisthotonos: 목과 등 근육이 경련하여 뒤로 꺾이게 되는데 심한 경우 발뒤꿈치와 뒷머리만 바닥에 닿아 있게 되는 수도 있음
- **후두경련**Laryngospasm: 혀와 목구멍을 움직이는 근육이 수축하면 말을 못하거나, 삼키시 못하거나, 숨쉬지 못하게 될 수 있음

　근육긴장이상증은 매우 불편한 증상으로서 환자는 두려움에 사로잡힌다. 환자들이 약을 거절하는 주된 이유가 되기도 한다. 따라서 즉각적인 치료가 필요하다. 치료를 하지 않으면 이 증상들은 최소한 수시간 이상 지속된다. 다행스럽게도 근육긴장이상증은 benztropine과 같은 항콜린성 약물로 잘 치료된다.
　근육긴장이상증은 주로 항정신병약물의 부작용으로 나타나게 되지만, 항정신병약물을 한 번도 복용한 적이 없는 조현병 환자에서도 발생할 수 있다. 다음과 같이 보다 광범위한 운동의 장애로도 관찰될 수 있다.

- 자세나 전신의 경직, 보행 장애
- 반복적인 눈 깜빡임
- 얼굴, 머리, 몸통, 다리의 움직임
- 구음 장애

근육긴장이상증은 지연성tardive으로 나타나기도 한다. 사경torticollis
과 안검경련blepharospasm의 형태가 많고, 머리를 움직이거나 음식을
씹는 근육의 조절이 안 되기도 한다. 근육긴장이상증은 그 자체로 신
경 질환이다. 반복적이고, 패턴이 있으며, 지속적인 움직임을 보인다
는 측면에서 다른 운동장애와 구분된다.

IXb ─ 그 밖의 주체외로 증상들Other extrapyramidal symptoms

추체로pyramidal tract는 전두엽frontal lobe의 후방 및 두정엽parietal
lobe의 전방에서 기원해서 척수의 바깥쪽으로 내려간다. 신경다발의
90%가 추체로를 경유하고 있다. 추체외로extrapyramidal tract는 기저
핵basal ganglia으로부터 내려온다. 다음은 항정신병약물을 복용하였
을 때 발생할 수 있는 EPS를 시간 순으로 나열한 것이다.

- Dystonic reaction (hours to days)
- Akathisia (hours to weeks)
- Akinesia or bradykinesia (days to weeks)
- Rigidity (days to weeks)
- Tremors (weeks to months)
- Pisa and Rabbit syndrome (months to years)

파킨슨 증후군Parkisonism은 증상들을 가리키는 것이지 기저핵의 퇴행으로 인해 발생하는 파킨슨병Parkinson's disease을 가리키는 것이 아니다. 파킨슨 증후군의 흔한 정신과적인 원인들은 다음과 같다.

- Medication-induced dopamine blockade(amoxapine, prochlorperazine, metoclopramide, promethazine, trimethobenzamide, thiethylperazine)
- Medication-induced dopamine depletion(reserpine and tetrabenazine)
- Lithium, disulfiram, methyldopa, and calcium channel blockers
- Toxins(carbon monoxide, cyanide, and methanol)

특정 EPS를 지칭하는 용어로 다음과 같은 것들도 있다.

- Pisa syndrome: 환자의 자세가 피사의 사탑을 닮았다는 데서 유래된 것으로 몸통의 근육들에 tardive torsion spasm을 일으 킨다.
- Rabbit syndrome: 토끼의 입처럼 입맛을 다시는 모습을 보이는 구강 주변 근육의 교차 움직임이다(tardive dyskinesia에서 나타나는 oro-facial-bucco-lingual movement보다 더욱 빠르고, 규칙적이다).

X — 지연성 운동장애(Tardive Dyskinesia, TD)는 항정신병약물의 장기 사용으로 인해 발생하는 불수의적 운동장애이다. Tardive란 delayed onset을 의미하는 것으로 약을 복용한지 수개월에서 수년이 지난 뒤에 발생한다. TD는 choreoathetoid movement의 일종이지만, 정신과 영역에서 중요하기 때문에 별개로 다룬다. TD는 주로 다음의 세 부위에서 나타난다.

안면(TD의 75%를 차지한다.)
- 얼굴 표정: 찌푸린, 찡그린 표정
- 입술과 입: 오므라지고 입맛 다신다.
- 턱: 씹는 행동, 이갈기
- 혀: 떨리고 돌출되거나 말린다.

사지(50%에서 나타난다.)
- 사지의 무도성, 불수의적, 무작위성 운동
- 떨림이나 리드미컬한 운동이 나타난다.
- 빠르고 목적 없는 자발적 운동이 천천히 그리고 복합적으로 나타난다.

몸통(25%에서 나타난다.)
- 등, 목, 어깨, 골반이 뒤틀리고, 흔들리고, 돌아간다.

TD는 초기에 간과되기 쉽다. 보통 입맛을 다시거나 껌이나 담배를 씹는 것처럼 보이는 반복적인 움직임이 나타나고 이를 주변 사람들이 알아차린다. 틀니가 잘 맞지 않아서 입을 움직이는 것처럼 보일 수도 있다. TD는 스트레스를 받을 때나 다른 신체 부위를 사용할 때 더 증가할 수 있다. 편안한 상태에 있거나 TD의 영향을 받은 부위를 움직일 경우, 그리고 의식적으로 억제하려고 하면 감소한다. 수면 상태에서는 잘 나타나지 않는다. 항정신병약물을 증량하면 일시적으로 개선되고, 항콜린성약물을 처방하면 오히려 악화되는 경우가 많다. 심한 경우 말하고 숨 쉬고 삼키는 데 지장을 받을 수 있다. TD의 결과로 공기를 삼켜 만성 트림이나 기침을 유발할 수 있다. TD가 사지에 나타나면 제대로 움직이지 못할 수도 있다. TD의 발생 가능성이 높은 위험 인자는 다음과 같다.

- 노인, 여성
- 항정신병약물 복용
- 항정신병약물 증량
- 정신병이 아닌 환자non-psychotic disorder에서 항정신병약물 복용
- 휴약일drug holiday을 갖는 경우

TD를 평가하는 척도는 abnormal involuntary movement scale (AIMS)이다. 관찰과 질문을 통해 평가하는 것으로 시간을 들여 측정해 볼 가치가 있다. 젊은 조현병 환자가 정형 항정신병약물을 1년가량 복용했을 경우 약 5%에서 한 가지 이상의 TD가 관찰되었는데, 이러한 비율이 고령에서는 30%로 늘어났다. 항정신병약물을 복용하지 않은 조현병 환자에서도 TD와 유사한 움직임이 보고된 바도 있지만, TD는 약물 부작용인 경우가 많으므로 소송의 대상이 될 수 있다.

XI — 틱Tic은 불수의적 운동이 갑자기 빠르게 나타나는 것으로서 반복적이지만 리드미컬하지 않으며, 정형화된, 멈출 수 없는 동작이나 음성이다. 정상적인 동작처럼 보이는 경우도 많은데, 이로 인해 목적이 있는 행동처럼 보이기도 한다. 단순 틱에서 복합 틱까지 다양한 범위가 있으며, 단지 1초 동안 발생할 수도 있다. 그리고 환자마다 각자 독특한 방식을 갖는데 그 유형이나 위치, 정도, 빈도가 다양하다.

환자는 의식적으로 틱을 억제할 수 있지만 그로 인해 불편한 느낌이 늘어난다. 증상이 나타나기 전에 전조 증상을 경험할 수도 있다. 틱이 발현하고 나면 안도감이 동반된다. 스트레스, 피로, 새로운 상황, 심지어 지루함도 틱을 악화시킬 수 있다. 다른 문제에 집중하거나 이완, 알코올 섭취나 성행위는 틱을 경감시킬 수 있다. 다른 운동장애들과 마찬가지로 수면 시간 동안에는 나타나지 않는다.

단순운동틱simple motor tic의 예:
- 눈 깜빡임, 눈꺼풀 떨림
- 안면 경련, 찡그림, 머리 움직임
- 어깨를 으쓱대거나 돌림
- 이갈이bruxism

복합운동틱complex motor tic의 예:
- 머리 흔들기, 뛰기, 차기
- 누군가를 치거나 물기
- 물건에 손을 대거나 냄새 맡기

단순음성틱simple vocal tic의 예:
- 기침, 허밍, 그렁거림, 목구멍을 울리는 소리
- 침 삼키기, 딸깍 소리
- 재채기, 훌쩍, 킁킁, 코맹맹이 소리

복합음성틱complex vocal tic의 예:

- 부적절한 음절 단어를 표현
- 외설어copralalia
- 구절 반복palilalia

틱은 매우 다양한 상황에서 발생한다.

- 버릇이나 몸짓
- primary tic disorder, Tourette's disorder
- 염색체 이상(down syndrome)
- 약물(stimulant)
- 두부 외상, 감염(encephalitis)
- 정신지체
- Huntington's disease
- 조현병

XII ― **진전**tremor은 불수의적으로 신체의 일부분이 규칙적이고 리드미컬한 진동을 하는 것이다. 보통 손, 머리, 목, 입술, 입, 혀에 발생하지만, 다리, 골반, 목소리에도 발생할 수 있다. 정신적인 문제에서 기인하는 경우도 많다.

- 스트레스로 유발: 상황에 대한 불안, 불안장애, 강력한 감정, 피로, 저체온증 등
- 약물 부작용: Lithium, Valproic acid, neuroleptics, TCA, SSRI
- 생리적 현상

- 신경학적 또는 내분비적 원인

XIII — 음성 증상negative symptoms

환자가 말하거나 행동하는 것뿐 아니라 말하지 않거나 행동하지 않는 것에도 신경을 써야 한다. 만일 가족에 대해 물어보았을 때 특정 구성원을 빼놓고 이야기를 한다면 환자가 그 구성원과 갈등 상황에 있을 가능성을 생각해볼 수 있다. 행동하는 것보다 행동하지 않을 때 더 두드러지는 정보도 있다. 조현병의 증상은 양성 증상과 음성 증상으로 나뉘는데, 양성 증상은 보통 사람들에게는 나타나지 않는 모습에 "덧붙여진" 형태이며, 음성 증상은 정상적으로 존재해야 할 모습이 결여된 것이다. 양성 증상에는 환각, 망상, 사고장애, 괴의하거나 와해된 행동 등이 있고, 음성 증상들은 다음과 같다.

"NEGATIVE TRACK"

Negligible response to conventional antipsychotics

Eye contact: decreased

Grooming & hygiene: decreased

Affect flat

Thought blocking

Inattentiveness

Volition: decreased

Expression gesture: decreased

Time-negative sx: increased

Recreational interest, relationship: decreased

A's- 5A in SANS scale(apathy, alogia, affective flattening, anhedonia, attention deficit)

Contents of speech: decreased(poverty of thought contents)

Knowledge- cognitive deficit: increased

Kraepelin과 Bleuler가 처음 조현병을 기술했을 때는 양성 증상을 근본 증상으로, 음성 증상은 부수적 증상으로 구분했다. 어쨌든 1911년에 Bleuler는 마음의 분열splitting of the mind, 혹은 사고와 감정, 사고와 행동이 갈라졌다는 의미로 정신분열병schizophrenia이라는 용어를 처음 제안했다. 그 이전에 Kraepelin은 조발성 치매dementia praecox라고 불렀다.

일반적으로 음성 증상은 양성 증상에 비해 정형 항정신병약물에 잘 반응하지 않는다. 새로운 비정형 항정신병약물들은 음성 증상에 보다 효과적이다. Nancy Andreasen은 양성 증상과 음성 증상을 평가하는 척도를 개발했는데, 양성 증상 평가는 Scale for the Assessment of Positive Symptoms(SAPS), 음성 증상 평가는 Scale for the Assessment of Negative Symptoms(SANS)라고 한다.

CHAPTER 4

Cooperation & Reliability

협조도와 신뢰도

협조도cooperation와 신뢰도reliability를 결정하는 요소는 무엇인가?

진단을 내리기 위한 정보를 수집하기 위해서는 환자의 협조가 필요하다. 어떤 환자들은 정보를 제공하지 못하거나 제공하려고 하지 않는다. 협조도에 대한 평가는 MSE 초반부터 분명하게 하는 것이 좋다. 그래야 나머지 정보의 색깔이 분명해진다. 어떤 의미에서 협조도는 얻어진 정보의 양을 반영한다. 환자가 개방형 혹은 폐쇄형 질문에 대답하는 것을 보고 협조도를 측정할 수 있을 것이다. 질문을 던짐으로써 환자의 마음속에 있는 이야기를 우선 비구조화된 방식으로 말하게 할 수 있다. 대부분의 환자는 자유롭게 정보를 제공하고 면담에 협조적이다. 물론 정확하지 않은 정보는 대개 쓸모가 없다. 비슷한 맥락에서 신뢰도란 면담 시 얻은 자료의 질을 나타낸다. 다음의 매개 변수들을 통해 협조도와 신뢰도를 평가할 수 있다.

- 눈맞춤 (section I)
- 태도와 처신 (II)
- 집중도 (III)
- 의식 수준 (IV)
- 정동 (V)
- 이차 이득 (VI)

협조도와 신뢰도의 다양한 측면을 어떻게 기술하면 좋을까?

I — **눈맞춤**eye contact은 관심을 보인다는 것을 알려주는 일반적 지표이다. 눈맞춤을 잘 할수록 협조도는 높아질 것이다. 어떤 생각을 할 때 순간적으로 시선을 돌릴 수도 있다. 이야기하기 어려운 부분에서는 눈맞춤이 잘 되지 않을 수 있다. 눈맞춤의 정도는 지속적인continuous, 양호한good, 간헐적인intermittent, 잠시의fleeting, 결여된absent 등으로 기술할 수 있다.

II — 면담과 면담자에 대한 **태도**attitude와 **처신**behavior도 협조도를 반영한다. 면담 시 태도에 따라 전문가들의 평가가 달라지기도 한다. 태도는 평가에 편향bias을 유발할 수 있고 이 경우 정보를 얻는 데 상당히 방해가 된다. 다음과 같은 환자에서 편향이 잘 발생한다.

- 경계성 혹은 반사회성 인격장애 환자
- 면담을 잘해야 한다고 압박받는 환자
- 만성 질병으로 다양한 보호자들과 접촉해온 환자
- 이차적 이득이 있는 환자
- 기질적인 문제나 물질의 영향으로 인지기능이 떨어진 환자

처신은 보통 협조적cooperative이거나 비협조적uncooperative인 것으로 구분한다.

협조적인 환자는 다음과 같이 나눌 수 있다.

- 아부하는/세심한/과장된
- 유혹하는/아첨하는/매력적인
- 과도하게 포괄적인/기쁘게 해주려 하는
- 권리를 내세우는/지배하려 하는

환자가 비협조적으로 대하는 방식도 다음과 같이 나눌 수 있다.

- 적대적인/방어적인
- 의심하는/조심스러운
- 반항적인/비판적인
- 유치한/퇴행한
- 시무룩한/위축된

그밖에 환자의 말이나 행동을 묘사하고 인용할 수 있다.

III ― **면담에 집중하는 정도**attention를 보고 협조도와 신뢰도를 판단할 수 있다. 환자는 외부의 소음이나 환청과 같은 내적 자극에 의해 주의가 흐트러질 수 있다. 환자가 이런 자극들에 먼저 반응한다면 질문에 적절하게 대답하지 못할 것이다. 면담에 잘 집중하지 못하는 경우는 다음과 같다.

- 경계성 혹은 반사회성 인격장애 환자는 면담을 지루해할 때가 많다.
- 조증이나 경조증 환자는 질문에 대답할 수 없을 정도로 매우 산만하다.
- 섬망 환자는 의식 수준이 변동한다.
- 강박장애 환자는 침투하는 생각이나 참을 수 없는 충동에 굴복하고, 의례적으로 하는 행동이 많다.
- 정신병석 승상을 가신 환사는 환각을 경험하기나 망상 속으로 빠져들 수 있으며, 이로 인해 집중력이 떨어진다.

MSE상에서는 주의력이 있는attentive 혹은 주의력이 없는inattentive 등으로 기록된다. 주의력이 없는 경우는 다음과 같은 상태일 경우가 많다.

- 환자가 딴 생각을 하고 있을 때
- 의식이 떨어지거나 변동성fluctuation을 보일 때
- 어떤 행동을 하느라 주의가 흐트러질 때
- 기분이나 정동의 급격한 변화가 있을 때

IV — **의식 수준**(Level of Consciousness, LOC)은 경계vigilance와 각성 arousal 수준을 나타낸다. 대부분의 면담에서 환자는 각성되어 있고 주변에 집중하면서 질문에 대답한다. 이 경우 MSE에 "환자는 의식이 명료fully alert하고 주의력이 양호attentive하다"고 기록한다. 각성 수준 이 떨어져 있는지 여부는 MSE 초반에 기록한다. 기록을 읽거나 듣는 사람이 처음부터 이 사실을 알고 있어야 하기 때문이다. 의식 수준이 떨어져 있을 경우 이후의 면담에서 얻어낼 수 있는 정보의 질이 낮을 것이다. 의식 수준이 감소되어 있으면 기질적 요인을 규명하기 위한 조사에 신속하게 돌입해야 한다.

V — **정동**affect은 다음과 같이 정의된다.

- 감정 상태의 관찰 가능한 질적 측면
- 면담 상황에서 일어난 일(외부 사건 혹은 내적 사건)을 토대로 할 때 관찰되는 감정의 순간적인 변화
- 감정 상태를 고려한 질문을 했을 때 반응하는 정도

금융에 비유해 보면 다음과 같다. 정동affect은 회사 주식의 가치가 순간순간 변화하는 것을 의미하고, 기분mood은 보다 장시간에 걸친 전체적인 흐름을 의미한다. 달리 비유를 하자면 정동은 날씨weather 이고, 기분은 기후climate이다. 정동이 강렬해서 정보를 얻기 힘들 경 우 협조도와 신뢰도 파트에 기재한다.

VI — **이차 이득**secondary gain은 환자가 병에 걸렸을 때 얻게 되는 실

제적인 이득을 의미한다. 다음과 같은 상황에서 이차 이득이 발생한다.

- 책임이 감면될 때
- (향정신성의약품 등의) 처방전을 얻을 때
- 국방의 의무를 피할 때
- 인간관계에서 영향력을 발휘할 때
- 시험을 연기할 때
- 처벌을 면할 때
- 집과 음식을 얻을 때
- 금전적인 이득을 얻을 때

정신분석 이론에서는 내적 갈등을 줄이기 위해 증상이 발현하는 것을 일차 이득primary gain이라고 부른다. 삼차 이득tertiary gain은 환자가 질병을 얻음으로써 환자의 주변인이 이득을 얻게 될 때를 의미한다. 장애로 인한 보상이나 수입으로 가족을 부양하는 경우가 해당한다.

꾀병malingering은 이차 이득을 위해 신체적 또는 정신적 증상을 의식적으로 만들어내는 것이다. 만일 누군가가 정신과적 증상에 대해 잘 설명할 수 있다면, 그가 설명한 것을 실제로 경험하지 않은 경우일지라도 타인이 그것을 믿도록 만들 수 있다. 그래서 꾀병 중에 정신질환을 흉내 내는 경우가 많다.

가장성 장애factitious disorder는 이차 이득이 없는 상태에서 신체적 또는 정신적인 증상을 의도적으로 만들어내는 것이다. 목적은 환자 역할sick role을 하는 것으로 일차 이득을 위한 것으로 생각된다. 그러나 이면에는 이차 이득이 숨어있을 수도 있다.

CHAPTER 5

Speech
말

말speech의 어떤 측면이 중요할까?

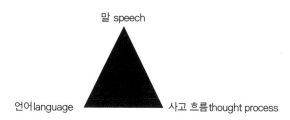

말speech은 음성으로 표현하는 것을 나타낸다. 음절, 단어, 어구, 문장으로 구성되어 있다.

언어language는 이해할 수 있는 생각을 소통하는 걸 의미한다. 그러므로 말이 곧 언어는 아니다. 예를 들어 음성 틱은 언어가 아니다. 언어는 음성 말고도 자세, 제스처, 표현, 동작, 표시 등의 다른 수단으로 의미를 전달할 수 있다. 언어는 (보통 말로 표현되는) 의미semantic를 전달하는 생각들로 구성되고 표현articulation된다.

사고 흐름thought process은 생각이 형성되고 조직화되는 과정을 나타낸다. 사고는 직접 평가할 수 없기 때문에 (쓰기와 표시하기를 포함한)

말과 언어를 통해 추정된다. 사고와 언어는 많은 부분 겹쳐져 있긴 하지만 다른 과정으로 기술한다. 언어는 사고 과정이 표현되는 주요 수단이다. 동물이나 유아를 보면 언어로 표현하지 못해도 생각은 존재한다는 것을 잘 알 수 있다.

인간은 말하는 능력을 자연히 갖게 되지만, 언어는 습득된 능력이다. 이해할 만한 음성과 말을 할 수 있는 것은 대개 18개월 때부터이고, 2~3살이 되면 어구를 말 수 있다.

말의 이상speech abnormality에 대한 평가는 다음의 순서로 진행한다.

1. 부모의 말이 정상적이지 않은가?
2. 어떤 방식에서 비정상적인가?
3. 부모의 말이 정상적이었던 적이 있는가? 만일 아니라면 정상적인 언어 기술을 습득하는 데 영향을 미치는 요인 중 어떤 것을 가지고 있는가?
4. 말 이외에 다음 부분에서 비정상적인 부분이 있는가?
  - 읽기
  - 쓰기, 그리기
  - 이해
  - 반복
  - 따라하기
  - 이름 붙이기
  - 방향감각

말이 생각을 표현하는 것이라는 점에서 환자의 말은 환자의 정신기능을 알아보는 데 중요한 실마리가 될 수 있다. 면담하는 동안 환자의 행동에도 집중해야겠지만, 환자가 어떤 말을 하고 있는지를 잘 살펴보아야 한다.

정상적인 언어 기술을 습득하는 데 영향을 주는 조건으로는 다음
과 같은 상태들이 있다.

- MR
- PDD(autism, Rett's disorder, Asperger's disorder, childhood disintegrative disorder)

말의 장애를 유발하는
내과적 원인과 정신과적 원인의 구별

실어증aphasia과 사고 과정의 장애를 구별하는 것은 어렵다. 둘 다
언어 표현에 영향을 미치기 때문이다. 심한 정신과적 장애를 가진 경
우 면담만으로 내과적 원인과 구별하는 것이 어려울 수 있다. 진짜 실
어증과 정신병적 증상으로 말을 못하는 것을 구별하는 것은 고진직
인 과제 중의 하나였다. 내과적 원인과 정신과적 원인을 구별하기 위
해 도움이 될 만한 항목들은 다음과 같다.

변수	medical	psychiatric
더 심각함	+	–
지속적임	+	–
갑자기 발생	+	–
고령에서 발생	+	–
언어 증상과 관련	+	–
단어찾기 어려움	+	–
어려움을 인지함(부분적으로)	+	–
되풀이하기, 이름 대기, 이해력	+	–

실어증의 종류는 무엇이 있을까?

일차적 언어 장애와 정신과적 원인으로 인한 언어 장애를 구별하는 것은 어렵지만, 구별해야만 하는 이유는 실어증이 거의 항상 우성 대뇌 반구의 손상과 관련되어 있기 때문이다. 이 경우 치료를 빨리 해야 한다. 정신과적인 문제라면 응급은 아니고 치료도 상당히 다르다. 실어증은 보통 유창성fluent 실어증과 비유창성nonfluent 실어증으로 나뉜다. 다음의 3가지 검사를 통해 더 세부적으로 조사할 수 있다.

- **이해력**understanding: 처음에는 단순하게, 점차 더 복잡한 요구를 수행할 수 있는지 검사
- **되풀이하기**repeat: 간단하고 복잡한 어구로 검사한다.
- **이름 대기**naming: 흔하거나 흔치 않은 물건으로 검사한다.

유창성 실어증	비유창성 실어증
• Brocas's area	• Wernicke's area
• Transcortical motor	• Transcortical sensory
• Global	• Conduction
• Anomic	

실어증을 분류하는 다른 방법은 이해 능력과 말하기 능력을 따로 놓고, 수용 실어증 Receptive Aphasia 또는 표현 실어증Expressive Aphasia 으로 구분하는 것이다. 각각 비유창성 실어증과 유창성 실어증에 대응한다. 실어증 환자에게는 수용 능력과 표현 능력의 저하가 자주 관

찰되지만, 신경과나 정신과 의사가 아니면 잘 구분하지 못하는 경우가 많다.

의미착어증Paraphasias, paraphasic errors이란 의도한 단어가 다른 글자나 단어로 바뀌는 것이다. 다음의 4가지 종류가 있다.

- 관계있는 (근접한) 단어를 사용: lamp 대신 light라고 말함
- 관계없는 단어를 사용: lamp 대신 caboose라고 말함
- (발음상) 유사한 단어를 사용: lamp 대신 lump라고 말함
- 전혀 새로운 단어를 사용: lamp 대신 piloknarf라고 말함

말의 다른 측면에 대한 평가

I — **억양**accent과 **방언**dialect은 지역적, 문화적 차이를 반영한나. 영어의 경우 미국과 영국의 본토 영어 외에 프랑스, 노르웨이, 스페인 억양 등이 있고, 방언은 본토 영어 사용자들 간의 지역적 차이를 묘사하기 위해 사용된다. 미국의 주요한 방언은 New York, New England, Southern, Appalachian, Western의 5가지가 있다. 대개는 middle American 억양을 갖고 있지만 대서양 연안 지방은 이와 다르다. 영국에서는 방언이 지역별로 명확한 편이라서 영국인은 방언을 통해 사람의 성장 지역을 유추해 내곤 한다.

II — **말의 양**Amount of speech는 면담 상황에 따라 달라진다. 무엇이 "정상적인" 말의 양인가에 대해서도 편차가 크다. 말의 양에 대해

서는 반응을 잘하는, 자발적인, 말투가 세련된, 잘 이야기하는, 유창한 등으로 기록될 수 있다. 불안한 환자들은 주제와 관련 없는 세세한 이야기를 많이 한다. 어떤 환자들은 위축되어 있고, 간간이 대답하며, 거의 자발적으로는 정보를 제공하지 않는다.

증가된 말의 양을 묘사하는 용어는 장황한, 말이 많은, 수다스러운, 방대한, 다변증, 의견을 소리 높여 표현하는, 과다한 또는 팽창된 등이다. 다음과 같은 경우 말의 양이 증가할 수 있다.

- 조증(pressure of speech)
- 불안장애
- 인격장애
- 유창성 실어증

감소된 말의 양을 묘사하는 용어는 부족한, 결핍된, 할 말만 하는, 뚱한, 단답형 대답, 그리고 최소한의 반응 등이다. 다음과 같은 경우 말의 양이 감소할 수 있다.

- 우울증
- 조현병(특히 음성 증상을 보일 때)
- 회피성, 의존성, 분열성 인격장애
- 치매(특히 초기 단계) 또는 섬망

극단적으로 말이 증가한 언어압박pressure of speech은 중단하지 않고 계속 이야기하는 환자, 말의 양과 비율 모두가 증가된 경우에 해당한다. 언어압박의 특징은 말려도 말을 중단하지 않는다는 것이다.

극단적으로 말이 줄어든 무언증mutism은 말을 전혀 하지 않는 것이다. 극단적인 형태의 정신과적 질병과 신경과적 문제에서 볼 수 있다. 특히 심한 우울증이나 조현병에서 나타나곤 한다.

III ― **발음**Articulation은 어떤 단어가 말해졌는지에 대한 발음의 명확성을 뜻한다. 이것은 단어를 찾는 능력을 의미하는 것이 아니다. 잘 알아들을 수 없는, 어눌한, 우물거리는, 뚝 부러지는, 뚝 끊기는, 불명확한, 불완전한 발음 등으로 기술한다. 단어를 잘 발음하지 못하는 원인은 다음과 같다.

- 약물 중독, 알코올 섭취 등
- 잘 맞지 않는 틀니, 부정교합, 또는 껌이나 음식 등 물리적 요인
- 지연성 운동장애

IV ― **조음**Modulation은 말하는 높낮이 또는 부드러움 등을 뜻한다. 어떤 환자들은 천성적으로 말할 때 소리가 크고, 어떤 환자들은 면담 중 다양한 부분에 강조를 한다. 보통보다 크게 말하는 환자들은 다음의 경우가 많다.

- 조증
- B군 인격장애
- 치매

조음이 감소하는 경우는 다음과 같다.

- 우울증
- A군 혹은 C군 인격장애
- 내과적 질환
- 물질 중독 또는 금단

V ― 음색 Pitch은 음악에서처럼 단어를 발성하는 데 있어서 높낮이를 의미한다. 음색은 대화의 흐름에 따라 변한다. 예를 들어, 질문을 할 때는 올라가고, 권위 있는 대화를 할 때는 내려간다. 또한 감정 상태에 따라서도 변화하는데 불안상태에서는 올라가고 우울상태에서는 내려간다. 정신병이나 해리장애와 같은 정신과적 질병의 영향을 받을 수도 있다.

VI ― 자발성 Spontaneity은 면담에 참여하는 정도를 의미한다. 질문 없이도 자발적으로 나오는 정보가 있을 것이다. 잠복시간Latency이란 질문에 답변하거나 문장들을 취합하기까지의 시간 간극을 뜻한다.

VII ― 리듬 Rhythm과 **운율**cadence은 말을 할 때 강조하거나 흥미를 유지하기 위해 변화한다. 다음과 같은 특정한 리듬 장애가 있다.

- **더듬기**Stuttering: 특정 음절을 반복
- **속화증**Cluttering: 구문론적 오류를 수반하여 매우 빠르고 폭발적으로 말함. 유창하지 못하고 언어적으로 와해됨. 표현이 적절치

못하며 말하는 사람조차 자신이 무슨 말을 하는지 모른다.

- **음률 언어**Scanning speech: 마치 발음하기 이전에 음절 하나하나를 각각 스캔하는 것처럼 유창하지 못하고 비정상적으로 음절 사이에 불규칙적인 끊김이 일어나는 것을 말한다.
- **억양**Inflection과 **강세**stress는 대화를 원활하게 하는 것으로 무운율증aprosodias 환자들은 말을 할 때 강세를 잘 표현하지 못해서 의미 전달이 원활하지 못하다. 비모국어 사용자들이나, 보통 이하의 지능을 갖는 환자들, 문자 그대로 말의 의미를 받아들이는 경직된 사고concrete thinking를 하는 사람들도 억양 변화에 의해 전달된 언어적 의미를 놓친다. 하지만 이것을 무운율증이라고 하지는 않는다.

CHAPTER **6**

Though form & process
사고의 형태와 과정

사고의 형태와 과정though form & process이란 무엇인가?

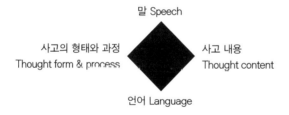

말Speech은 동사적 표현의 한 형태이다. 실어증에서는 말의 유창성, 반복, 이해력, 작문 능력 등이 결핍된다.

언어Language는 이해할 수 있는 생각의 교환으로서 대화를 나눌 때 말이 가진 가치라고 할 수 있다.

사고 내용Thought content은 무엇을 이야기하는가이다. 이 내용은 다음 장에서 보다 자세히 다룰 것이다.

사고 과정Thought process과 사고 형태thought form는 생각이 조직되는 방법을 말한다. 환자가 어떻게 대화하는지를 평가하는 측면이기도 하다. 많은 정신질환에서 생각의 연결이 잘 되지 않는다. 이를 사고장애Thought disorder라고 부른다. 생각들이 연결되는 것은 생각의 내용만큼이나 중요하다. 생각을 직접적으로 알 수 있는 방법이 없기 때문에 말과 글자, 행동 등을 통해 간접적으로 접근하게 된다.

사고 형태의 장애를 구성하는 것은 무엇인가?

사고 과정을 구성하는 요소들은 다음과 같다.

- 목표
- 단어, 구, 문, 절 사이의 연결 정도의 견고함
- 속도, 압박, 리듬
- 단어 사용의 특이성

사고 과정은 개방형 질문을 던졌을 때 가장 쉽게 평가할 수 있다. 질문을 받는 이가 다음과 같은 것을 결정해야 하기 때문이다.

- 무엇을 가장 중요하게 이야기할 것인가?
- 어떻게 질문에 직접적으로 대답할 것인가?
- 얼마나 자세하게 이야기하고 넘어갈 것인가?
- 이전에 이야기한 것들과 얼마나 연관되어 있는가?
- 어떻게 다른 주제로 넘어갈 것인가?

폐쇄형 질문만을 던지면 사고 과정의 장애를 알기 어렵다. 하지만 사고장애가 있다는 것이 명백해졌을 경우에는 점차 폐쇄형 질문을 통해 구체적인 부분을 물어볼 수도 있을 것이다. 다음에 사고 과정의 장애를 더 심각해지는 순서로 정리하였다.

- 우원적인 사고Circumstantial thought (Section I)
- 주제를 벗어난 사고Tangential though (II)
- 사고의 비약Flight of idea (III)
- 두서없는 말Rambling speech (IV)
- 연상의 이완Loosening association (V)
- 사고의 탈선Thought derailment (VI)
- 사고의 분절Fragmentation (VII)
- 음송증Verbigeration (VIII)
- 횡설수설Jargon (IX)
- 말비빔증Word salad (X)
- 지리멸렬Incoherence (XI)

사고 과정의 장애	양상
우원증	• 단어는 잘 형성되어 있다. • 세부적인 사항을 과도하게 포함한다.
주제를 벗어난 사고	• 문장 구조는 유지되어 있다. • 사고도 연결되어 있다. • 요점을 잡지 못한다.
사고의 비약	• 단어와 문장은 유지되어 있다. • 사고도 연결되어 있다. • 주제가 빠르고 자주 변한다. • 말의 속도가 빠르다.

사고 과정의 장애	양상
두서없는 말	• 전체적인 문장은 목표를 향해 있으나 목표가 없는 내용이 산재해 있다.
연상의 이완	• 단어와 문장은 유지되어 있다. • 구절과 문장이 아직까지는 적절히 구조화되어 있다. • 사고 사이의 연결이 불분명하고 불명백하거나 의미가 결여되어 있다.
사고의 막힘 사고의 탈선	• 구문은 유지되어 있으나 말이 갑자기 중단되고(막힘), 주제가 다른 곳으로 옮겨간다(탈선). • 이전의 주제로 돌아갈 수도 있고, 돌아가지 못할 수도 있다. • 본인은 막힘이나 탈선이 일어났다는 것을 모른다.
사고의 분절	• 단어는 유지되지만, 구절이 서로 연결되지 않는다.
음송증	• 단어나 구절이 반복된다.
횡설수설	• 구문은 유지되지만, 말에 의미가 없다.
말비빔증	• 단어는 유지되지만, 맞는 구문이 없다.
지리멸렬	• 단어가 맞지 않고, 말이 마음대로 고쳐졌거나 구음장애처럼 보인다.

사고 과정이 어떠한 경우 정상이라고 볼 수 있을까?

사람들은 생각의 일관성과 자세함의 정도를 각자 다르게 표현한다. 그러므로 사고 과정을 평가하기 위해서는 면담에서 나타난 다른 특징들을 함께 고려해야만 한다. 불안해하는 누군가는 말의 속도가 빠르고 내용도 많을 것이다. 어떤 사람들은 말로 표현하기 전에 생각하는 것을 크게 건너뛸 수 있고, 말과 말 사이에 연결성은 부연 설명을 요한다. 환자의 사고 과정을 그려보기 위해서는 면담의 한 부분을 녹음하는 것도 좋은 방법이다. 면담이 종료할 시점에 환자가 그의 어려움에 대하여 표현하는 능력에 대해 전반적으로 되돌아본다. 사고 과정을 묘사하는 방법들은 다음과 같다.

- 사고의 긴밀함
잘 조직되어 있음, 주제를 벗어남, 느슨하게 연결됨, 지리멸렬함

- 말의 흐름
자발적임, 주저함, 방해 받는, 또는 멈춤

- 대답의 방향
정보가 있음, 적절함, 말을 재미있게 함, 정보가 과도하게 포함됨

- 사고의 흐름
논리적이고 다양함, 제한됨, 반복적임

- 단어
묘사적임, 제한됨, 단어의 사용이 적절하지 않음

- 정보의 흐름
잘 변화함, 적절함, 모호함, 붕괴됨

정상적인 사고는 목표 지향적이다. 사고 과정의 다양한 장애를 시각화하기 위해 다음과 같은 예를 들어 보았다.

A·B·C·D·E·F·G·H·I·J·K·L·M·N·O·P·Q·R·S·T·U·V·W·X·Y·Z

- 각각의 문자는 단어를 뜻한다.
- 알파벳순이 적절한 구문을 뜻한다.
- 왼쪽에서 오른쪽으로 진행되는 것이 논리적인 흐름이다.

다음 문장을 위의 문자로 대치시킴으로 도식화해볼 수 있다.

Rapid Psychler Press produces humorous and educational books.

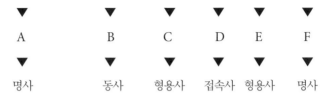

다음은 구문은 유지되어 있으나, 정확하지 않은 단어로 대체되는 예이다.

Rapid Cycler publishes books about speedy bicycle repairs.

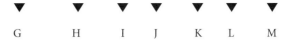

처음의 문장에 나오는 단어들과 다르기 때문에 다른 문자로 표시했다. 문법이 맞는 문장이므로 문자는 알파벳순을 따르고 있다. 하지만 아래 문장은 단어도 문법도 맞지 않는 예이다.

Rapido Cyclerista but clear hofic around then upward.

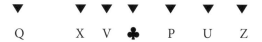

'hofic'은 실제 단어가 아니기 때문에 그림 문자로 표시했다(신어조작증).

사고장애에 대한 묘사

사고장애를 이해하기 쉽도록 그림을 그려보았다. 다음 차례의 section에서 사용된 관례는 다음과 같다.

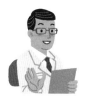

면담가의 질문은
왼쪽 타원에 있다.

환자가 질문에 대답으로 가는 길을
선으로 나타냄

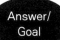

(목표 지향적인지 정도를 표시함)

질문에 대한 목표나 대답은
오른쪽 타원에 있다.

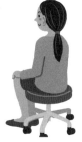

I ─ **우원적 사고**Circumstantial thought는 정보를 많이 담고 있는데 듣는 사람으로 하여금 요점을 잘 잡을 수 없게 만든다. 상당히 많은 이야기를 듣고 나서야 요점을 알 수 있다. 우원증은 결국 요점에는 다 다르지만, 그때까지의 내용이 너무 많은 것이라고 할 수 있다.

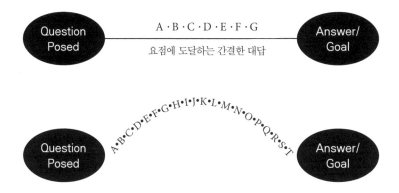

우원증은 문법에 맞고 이해할 수 있는 단어들을 사용하지만, 불필요한 말을 한다. 특징은 결국에는 요점에 다다르고 질문에 대답을 한다는 것이다. 우원증이 나타나는 경우들은 다음과 같다.

- 습관적으로 대화 주제를 벗어나는 사람들(대부분 정상으로 간주된다.)
- 강박성/자기애성 인격장애
- 측두엽 간질
- 경조증
- 불안상애
- 물질 사용(알코올이나 정신자극제)

II — **주제를 벗어난 사고**Tangential thought는 논리적이고 방향이 있으며, 적절한 단어와 문법이 사용된다. 하지만 질문의 요점을 잡지 못하고 대답을 못 한다. 주제를 벗어난 대답은 대개 "받아들일 수 있는 범위" 내에 있다. 주제를 벗어난 것이 병적인 것이 아닐 경우에는 재차 질문하면 질문에 쉽게 다시 집중해서 대답할 수 있다.

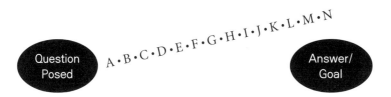

예: "내 차는 4기통 차예요. 이건 도시에서는 연비가 좋은데 고속도로에서는 힘을 잘 못 발휘하더라고요. 난 고속도로 근처에 살고 차고도 있어요. 여름에는 햇빛 때문에 페인트가 바랠 수 있어서, 여름에는 서기에 차를 넣어둬요."

주제를 벗어난 사고는 흔히 다음과 같은 경우에 관찰된다.

- 누군가와 연결되었다고 느끼는 감정을 좋아하기 때문에 언어적 대화가 끊임없이 유지되어야 하는 인격 장애(연극성 또는 의존성 인격)
- 섬망이나 치매와 같은 인지 장애
- 경조증
- 불안장애
- 물질 사용(알코올, 자극제, 마리화나 등)
- 조현병

III — 사고의 비약 Flight of idea은 주제 가까이에서 멀어지면서 점점 목표 없는 말이 되는 것이다. 환자는 쉽게 주위가 분산되며, 말의 주제가 자주 바뀐다. 그래도 말이 논리적이고, 적절한 단어와 문법으로 표현되며, 생각 사이의 연결성은 있다. 환자는 주제를 옮겨가기 전에 그들의 생각을 정교하게 다듬을 수 없다. 사고의 비약이 주제를 벗어난 사고와 다른 점은 주제가 좀 더 갑자기 변하고, 자주 변하고, 이전 문장의 단어에 의해서도 갑자기 일어난다는 점이다.

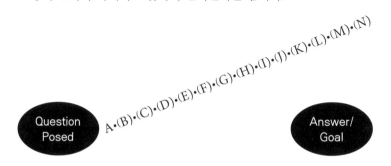

예: "나는 이런 작은 걸 생각해본 적이 없어요. 작은 물건은 좋은 포장에 싸여있지요. 어제 우편물을 열어보다가 손을 베었어요. 아직도 따갑네요. 지난 여름에 벌에 쏘인 적이 있었지만, 내가 꿀을 먹기 때문에 그건 당연했어요. 나는 하루 중 식사를 가장 중요하게 생각하기 때문에 매일 아침을 먹어요. 할 수 있다면, 3끼를 모두 실속 있게 먹는 것을 좋아하는데, 그것들은 통조림이예요. 통조림은 당신이 라벨을 떼어버리더라도 오랫동안 음식을 보관할 수 있죠. 라벨을 붙이는 기계를 샀어요. 그리고 지금은 우리 집에 모든 것에 알맞은 이름을 붙여줘요. 나는 내 이름을 따서 내 물건들을 부르는 것을 좋아해요. 아, 주인의 기쁨!"

문장을 관찰해보면, 그들 사이에 인식할 수 있는 연결은 존재한다는 것을 알 수 있다. 한 단어가 촉발 요인이 되어 갑자기 끝나고 주제가 자주 바뀐다. 아래 예시에서 괄호는 생각 사이에 연결을 뜻하고, 면담자는 이것을 알아채기 힘들다.

"나는 이런 작은 걸 생각해본 적이 없어요. (작은) 작은 물건은 좋은 포장에 싸여있지요. (포장) 어제 우편물을 열어보다가 손을 베었어요. 아직도 따갑네요. (따가움) 지난 여름에 벌에 쏘인 적이 있었지만, 내가 꿀을 먹기 때문에 그건 당연했어요. (음식) 나는 하루 중 식사를 가장 중요하게 생각하기 때문에 매일 아침을 먹어요. 할 수 있다면, 3끼를 모두 실속 있게 먹는 것을 좋아하는데, 그것들은 통조림이예요. (통조림) 통조림은 당신이 라벨을 떼어버리더라도 오랫동안 음식을 보관할 수 있죠. 라벨을 붙이는 기계를 샀어요. (이름) 그리고 지금은 우리 집에 모든 것에 알맞은 이름을 붙여줘요. 나는 내 이름을 따서 내 물건들을 부르는 것을 좋아해요. 아, 주인의 기쁨!"

사고의 비약은 다음과 같은 경우에 흔히 관찰된다.

- 조증과 경조증: 언어의 압박과 사고의 비약은 조증 삽화의 주요 증상이다.
- 환자는 주변에 있는 무엇인가를 그들의 사고의 비약을 시작하는 단서로 집어 든다.
- 사고의 비약은 정신병적 장애, 섬망, 치매에도 나타난다.

IV — 두서없는 말rambling speech이란 목표지향적인, 서로 관련된 여러 문장들로 이루어진 말이지만, 곧 연상이 이완되고 마는 것을 가리킨다. 국소적이지 않은 급성 뇌장애에서 특징적으로 나타나는 증상이다. 연상의 이완만큼 심하지는 않지만 사고의 비약과 달리 생각들 사이에 식별할 수 있는 연결고리가 없다.

V — 연상의 이완loosening of association에서 연상이란 생각들 간의 논리적인 연결 또는 탄탄함을 의미한다. 연상이 이완되면 생각들 간의 의미 있는 연결이 붕괴되기 시작한다. 그러나 여전히 단어, 구문, 그리고 문장은 적절하게 사용된다. Blueler는 'A'로 시작하는 4가지 증상(4A)을 조현병의 기본적인 증상이라고 강조했다. 즉, 감정 둔마 Affective blunting, 자폐Autism, 양가감정Ambivalence, 그리고 연상의 이완Association loosening이다.

예: 만약 앞에서 사고의 비약을 묘사했던 예시 중 일부를 편집해보면 생각들 간의 연결고리가 사라지는데 바로 다음과 같이 될 것이다.

"나는 이런 작은 걸 생각해본 적이 없어요. (?) 어제 우편물을 열어보다가 손을 베었어요. (?) 나는 매일 아침을 먹어요. (?) 통조림은 음식을 몇 년씩이나 보관할 수 있도록 해줘요. (?) 나는 개인적으로 부동산을 소유하고 있어요.

이 문장들 사이에는 별다른 논리적 연결고리가 없다. 이러한 연상의 이완은 정신병적 증상이 있을 때 주로 나타나는 사고 과정의 특징이다. 그러나 조증의 경우에도 그 정도가 심하면 생각들 사이의 연결 고리가 없어질 수 있다.

도움이 될 만한 충고들

만일 연상이 이완된 것처럼 보인다면 환자에게 이를 지적해 주고, 두 생각 간에 어떤 관련성이 있는지 물어보라.

말에서 연상의 이완을 보이는 환자는 글에서도 연상의 이완이 나타난다.

연상의 이완은 조현병 말고도 섬망이나 우울증 같은 인지기능장애, 심한 조증이나 정신병적 증상을 동반한 우울증 같은 기분장애, 그리고 약물 중독이나 약물 금단 상태에서도 나타날 수 있다.

사고 과정 장애들 간의 비교

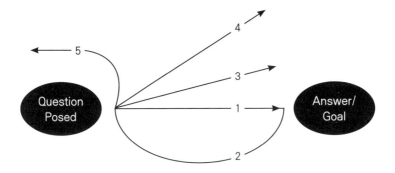

1. 직접적으로 질문에 대답하고 요점을 말한다면 목표 지향적인 논리적 사고를 하고 있다.

2. 여담과 부수적인 내용이 많고, 요점의 "주변부를 맴도는"말을 한다면 우원적 사고에 해당한다. 자신이 장황하게 말하고 있음을 인식할 수도 있다. 하지만 자신이 하는 말(사고)의 스타일 때문에 하고자 하는 말의 요점에 직접적으로 도달하지는 못한다.

3. 생각이 목표 지향적이지 않을 경우 사고이탈이라고 부른다. 말을 시작할 때에는 관련된 주제 혹은 주제 근처에서 시작을 하지만, 궁극적으로 하고자 하는 말의 목적에는 도달하지 못한다. 이 점이 우원적 사고와의 차이점이다. 만약 사고 과정이 목표에 닿지 못하고 지나치게 세세하다면, 우원적이면서 동시에 사고이탈이 있는 것으로 볼 수 있다.

4. 사고의 비약은 사고이탈에 비해 더 재빨리, 그리고 더 급진적으로 일어난다. 산만함이 증가되고 계속 말하고 싶은 느낌으로 인해 생각이 빨리 진행되고 검열되지 않는다. 그래서 말의 속도가 빠른 경향을 보인다.

5. 연상의 이완은 단어와 구문간의 의미 있는 연결고리가 상실된 것이다. 생각들 간의 논리적인 연결성과 관계없이 주제가 전환된다.

VIa — **사고두절**thought blocking은 갑작스럽게 비자발적으로 생각과 말하기가 끊기는 것이다. 이는 생각하기 위해 시간이 더 필요하다든지 혹은 감정적으로 압도되어서 말을 잇지 못하는 것과는 다른 것이다. 사고두절은 어떠한 생각이 의식 수준으로부터 제거된 것 또는 생각의 기차를 놓친 것으로 묘사할 수 있다. 결신발작absence seizure을 할 때 이와 유사한 생각과 운동의 끊김 현상이 일어난다. 사고두절은 조현병의 음성 증상 중의 하나이며, 무논리증alogia의 한 형태로 생각되고 있다.

VIb ─ **사고탈선**derailment은 사고두절을 경험하고 나서 다시 말할 때 생길 수 있다. 환자들은 보통 몇 초 후에 다시 말을 시작하는데, 이전과는 다른 주제에 대해 이야기하기 시작한다. 환자들은 대개 사고두절이 발생하기 전에 자신이 무슨 얘기를 했는지 모르고 있으며 대화의 주제가 바뀐 것을 알아채지 못한다. 환자들은 유창하게 말할 뿐만 아니라 문법적으로도 정확하게 말한다. 사고탈선은 조현병의 양성 증상 중 하나이고, 사고 과정의 장애이다.

A B C D E F G를 이야기하다가 사고두절이 된 뒤 K L M N O P Q R S를 이야기함.

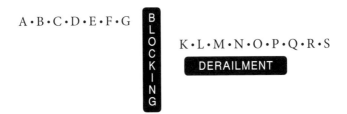

예: "내 생각에, 볼티모어 오리올리스가 올해의 팀이 될 것 같아! 중요한 변화가 있었잖아. (사고 중단) ⋯ 난 조지아로 가는 심야 열차를 잡아타야겠어(사고 탈선)."

VII ─ **사고분절**fragmentation은 단어와 구문 사이의 의미 있는 연결이 상실된 것을 뜻한다. 분절화된 말은 초점이 없고 관련이 없는 구문들로 구성이 되어 있다. 다만 구문 그 자체는 문법상 적절하고 이해할 수 있는 단어로 되어 있다. 이러한 형태의 비정상적인 말하기는 브로카 실어증에서 나타나는 증상과 유사하다. 그러나 분절에서는 연결 단어와 조음이 온전하고, 말하다가 잠시 멈추는 것이 그리 길지 않다.

A · B · C · D · E ⋯ I · J · K ⋯ O · P · Q · R · S · T ⋯ Y · Z

예: "나는 해야만 해 ⋯ 나의 무엇 ⋯ 오늘 가버린 ⋯ 가까운 그리고 먼 ⋯ 모든 것 또는 아무것도 아닌 ⋯ 플립플랍 샌들 그리고 날기 ⋯ 창백함의 더욱 흰 그늘."

분절은 특정 질환에서만 나타나는 것은 아니다. 정신병적 질환에서도 볼 수 있고 정신병적 증상을 동반한 기분장애나 치매, 섬망 등에서도 볼 수 있다.

VIII ― **음송증**verbigeration은 동어반복증palilalia이라고도 하는데, 단어나 소리를 자동적으로 반복하는 것을 뜻한다. 말하는 내용의 견고함이 어느 정도는 보존되어 있다.

A · B · C · C · C · C ⋯ B · C · C · C · C ⋯

예: "나는 주차했어. 차를, 차를, 차를,⋯ 주차했어. 차를, 차를, 차를"

이러한 모습은 조현병이나 기분장애, 그리고 기질성 뇌증후군에 의한 긴장증에서 자주 나타난다.

IX — **횡설수설**jargon은 탈문법증agrammatism이라고도 하는데, 의 사소통으로서의 가치가 없는 말하기를 뜻한다. 구문은 보존되고 말은 유창하다. 구의 반복(보속증) 또는 음절 반복(음송증)은 두드러지지 않는다.

A·C·D·C ··· U·W·O ··· P·E·X·D·U·R·P·L·E

예: "좋아하는 음식이 뭐니?"
"말 그대로, 지연된 투명도를 시도해라. 원칙은 네 번째 하나에서."

이것은 다음과 같은 상황에서 사주 나타난다.

- 뇌졸중, 뇌종양, 두부 외상 등 베르니케 실어증을 유발하는 상황들
- 심각한 경과를 밟고 있는 만성 정신병적 상태

X — **말비빔증**word salads은 단어들 사이에 아무런 연관성이 없는 연상 이완의 극단적인 형태이다. 말비빔에서의 말하기는 이해하기 어렵고, 전반적 실어증에서 나타나는 지리멸렬함과 유사하다.

말비빔증은 각각의 단어 사이에 연결성이 없다는 점에서 분절과 다르다. 분절에서는 구문과 문장이 서로 연결되지 않는다. 말비빔증과 횡설수설 모두 말의 뜻이 전달되지 않기는 마찬가지이지만, 말비

빔은 조음이 보존되지 않는다는 점에서 횡설수설과 다르다.

A·X·Q·D·B·E·B·O·P·A·O·L·S·U·X·P·O·R·V·T·X·X·W·V·T·Z

예: "그래서 켄터키 후라이드 치킨의 비밀 양념이 뭐지?"
"에서, 에게, 그러나, 아닌, 때, 만약, 그것, 나의 전혀, 꽉 찬, 클립."

이것은 다음과 같은 상황에서 자주 나타난다.

- 만성적인 심한 조현병
- 진행된 치매
- 심한 섬망

XI — **지리멸렬**incoherence은 이해힐 수 없는, 잘 알아들을 수 없는 말로서 다음과 같은 상태에 의해 생길 수 있다.

- 심한 구음장애
- 신조어의 광범위한 사용
- 사적인 단어의 사용(실제 존재하는 단어를 정확하지 않은 방법으로 사용)

기타 사고 과정의 장애들

- 언어유희puns (section XII)
- 음연상clang associations (XIII)
- 반향언어echolalia (XIV)
- 보속증perseveration (XV)
- 신어조작증neologism (XVI)
- 불합리한 추론non-sequiturs (XVII)
- 단어의 사적인 사용private use of words (XVIII)
- 속도 이상rate of speech (XIX)

XII — **언어유희**puns는 중의적 표현이 있거나 비슷한 소리의 단어를 유머러스하게 가지고 노는 것이다.

예: 불교 신자가 핫도그 가게에 가서 "전체를 하나로 합일해주세요"라고 주문함.

언어유희가 과도할 경우 사고 과정의 장애를 의심해볼 수 있다. 어떤 환자들은 동음이의어처럼 소리가 비슷하지만 뜻이 다른 말을 계속 사용한다. 사고의 비약이 일어날 때는 복합적인 의미 또는 추상적인 의미에 근거하여 단어나 생각이 연결되어진다.

XIII — **음연상**clang association은 문법이나 말의 논리적인 흐름이 아니라 소리에 기반한다. 보통 문장의 마지막 단어를 반복하는 경우가 많다. 환자들은 그들이 사용했던 소리와 유사한 단어를 대체해서 사용하며, 음소성phonemic 혹은 문자성 착어증literal paraphasia의 일종으로 간주되기도 한다.

예: 백 원만 주세요. 요구, 요청, 요즘, 요새…

음연상은 조증 환자에게서 잘 나타나고, 실어증이나 조현병, 치매 환자에게서도 관찰될 수 있다.

XIV ― **반향언어**echolalia는 말을 자동적으로 반복하는 것이다. 다음과 같은 경우 나타난다.

- 긴장증
- 피질경유 실어증transcortical aphasia
- 치매

보속증과의 차이점은 면담자가 한 말을 반복한다는 점이다. 보속증에서는 환자가 같은 말을 반복한다. 음송증과의 차이점은 어느 단어나 소리가 반복되는 것이 아니라 구 전체가 반복된다는 점이다.

XV ― **보속증**perseveration은 서로 다른 질문에 대하여 동일한 언어적 반응을 자동적으로 반복하는 것이다. 환자가 같은 동작을 반복하다면 운동장애로 볼 수도 있다.

C ⋯ C ⋯ C ⋯ C ⋯ C ⋯ C ⋯ C ⋯ C

예: "네 차를 어디에 주차했니?"

"차고."

"시내에 얼마나 있었니?"

"차고."

"원무과로 가려면 어디로 가야 하나요?"

"차고."

보속증은 기분장애, 조현병, 긴장증, 그리고 전두엽 손상이 있을 경우 나타난다.

XVI ― **신어조작증**neologisms은 환자 개인에게 특유한 의미를 가지는 단어를 만들어 쓰는 것이다. 단어의 소리 또는 다른 비정상적인 지각을 부적절하게 사용하지만, 마치 실제로 사용되는 단어인 것처럼 말한다. 만일 환자가 익숙하지 않은 용어를 사용한다면 그 의미에 대해 물어보는 것이 필요하다. 아주 특이하게 실제로 존재하는 단어일 수도 있어 주의를 요한다.

신어조작증은 조현병에서 가장 흔히 나타나지만, 모든 종류의 사고장애, 치매, 실어증에서 나타날 수 있다. 환자들은 보통 자신이 사용한 단어가 만들어낸 것인지를 모르고 있으며, 단어의 뜻을 물어보면 협조적으로 설명을 해준다.

XVII ― **불합리한 추론**non-sequiturs은 따라오지 못하는does not follow이라는 뜻의 라틴어다. 불합리한 추론은 정상적인 말하기와 사고 과정에서도 일어난다. 만일 누군가에게 갑자기 어떤 생각이 떠올

랐다면, 그 사람은 직전에 하던 이야기와 별개로 방금 떠오른 생각에 대해 이야기를 시작할 수도 있다. 누가 물어본 것에 대한 대답이 아니라는 점만 제외한다면 대답한 것 그 자체는 문법과 구문이 적절하며 특이 사항은 없다.

하지만 병리적 징후에 해당할 수도 있으며, 일반적으로 물어본 질문과 별개의 답을 한다면 의심해볼 수 있다.

XVIII — **단어의 사적인 사용**private use of words은 실제 존재하는 단어를 원래 의미와 다르게 사용하는 것을 말한다. 구문은 정확하지만 단어는 문맥에 맞지 않다. 문자적literal 혹은 의미적 착어증semantic paraphasia이라고도 부른다. 대체한 단어는 소리나 기능에서 모두 원래의 단어와 관련이 없다. 예를 들어, "어제 나는 내 친구인 동명사를 방문했다."고 말했을 경우 동명사는 실재하는 단어이지만 이 문장에서는 실재 의미와는 다른 의미로 사용된 것이다. 만일 이 문장에서 농명사가 사람의 이름을 가리키는 것이었다면 문자적 착어증에 해당할 것이다.

XIX — **말의 속도**rate of speech, **생각의 속도**rate of thought를 살펴보는 것이 사고 과정을 평가하는 데 중요한 요소다. 말의 속도가 빠를 때는 정상적인 것일 수도 있고, 불안으로 인한 것일 수도 있다.

언어압박pressure of speech은 마치 환자가 계속 말하도록 압력을 받는 것처럼 말의 속도가 빠른데, 끊을 수가 없다. 이것은 사고압박 pressure of thought이라고도 불린다.

이는 조증 삽화에서 나타나는 주된 징후 중 하나로서 사고질주

racing thought가 동반된다. 언어압박과 사고질주가 섞여지면 사고의 비약flight of idea으로 나타난다. 이런 현상은 불안 상태나 정신자극제를 복용하였을 경우, 갑상선기능항진증 등에서도 나타날 수 있다. 말하는 속도와 생각의 속도는 환자마다 매우 다양한데 말하는 양과 크기에 따라 달라진다. 조증 환자들은 빨리, 많은 내용을, 큰 소리로 말한다. 우울증 환자들은 그 반대다. 말의 속도가 빨라지는 것과 언어압박은 다른 것인데, 만일 말의 속도가 빠르긴 하지만 도중에 끊을 수가 있고, 이후 다시 말을 할 때 이전처럼 빠르지 않다면 아마도 불안 상태의 영향을 받고 있는 것일 수 있다. 이런 환자들에게는 천천히 말해 달라고 요청하면 말하는 속도가 감소한다.

정신과와 신경과 용어의 비교

	정신과 용어	신경과 용어
쓸데없는 말	Driveling speech	Jargon agrammatism
신어조작증	Neologism	Phonemic paraphasias
단어의 개인적 사용	Private use of words	Semantic paraphasias
음송증	Verbigeration	Palilalia

사고 과정의 장애와 실어증의 비교

사고 과정의 장애에서는 일반적으로 다음과 같은 것들은 크게 손상되지 않은 경우가 많다.

- 읽기
- 쓰기
- 따라 하기
- 명명하기
- 반복하기

　　사고 과정의 장애에서 신어조작증은 상징적이고(명사나 동사를 대체함), 반복적이며 구문론적으로 정확한 형태로 만들어진다. 반면에 실어증에서는 아무 단어나 막 대체되고(상징적이지 않음), 반복적이지 않으며 마구잡이로 생긴다. 실어증은 관사, 전치사, 접속사 같은 연결어를 제거해버리기 때문에 대체로 명사나 동사로만 구성된 말을 한다. 사고장애 환자는 일반적으로 문법이나 운율에 맞게 유창하게 말한다.

CHAPTER 7

Thought contents
사고의 내용

사고의 내용은 환자가 면담 중에 말하는 내용을 의미한다. 면담의 흐름은 환자가 대답한 내용에 상당히 좌우된다.

면담을 시작하고 나서 몇 분간은 비교적 덜 구조화된 형태로 진행되는데 그 이유 중의 하나가 바로 사고의 내용을 평가하기 위해서이다. 하고 싶은 말을 계속 하도록 하면서 환자가 어떤 내용의 말을 하는지, 무엇에 대해 상세히 말하는지에 대해 주의를 기울여야 한다. 폐쇄형 질문이나 척도 측정 식의 면담은 환자로부터 자발적인 정보가 흘러나오는 것을 제한할 수 있다.

무엇이 사고 내용의 장애를 구성하는가?

사고 내용이 다음과 같은 요소를 포함하고 있을 경우 비정상적인 것으로 간주된다.

- 망상delusions (Section I)
    - 편집paranoid 혹은 피해망상persecutory delusion
    - 과대망상grandiose delusion
    - 질투망상jealous delusion
    - 색정망상erotomanic delusion
    - 조종망상passivity and control delusion
- 과대평가사고overvalued ideas (II)
- 강박사고obsessions (III)
- 공포증phobias (IV)
- 자해suicidal 또는 타해 사고homicidal thought (V)

망상, 강박사고 또는 공포증을 겪고 있는 환자들은 관심을 받게 된다. 왜냐하면 그들의 삶 혹은 그들 주위 사람들의 삶이 이들 증상에 의해 심각하게 지장을 받고 있기 때문이다. 반대로 어떤 환자들은 그러한 내용을 감추는 데 능숙하여 정보를 얻기 힘들다. 특히 첫 면담에서 그렇다. 환자들이 자신이 겪고 있는 것이 비정상적이라는 사실을 이해하고 인식하는 병식insight의 정도는 다양하다. 병식이 손상되거나 부재하다는 것은 일반적으로 심각한 장애나 좋지 않은 예후를 예고한다. 더욱이 비정상적인 사고 내용을 가진 환자들은 다양한 감정적 반응을 표출한다.

I — **망상**delusions은 신체적 질환에서도 나타날 수는 있지만, 일반적으로 심각한 정신질환일 때 나타내는 기본적인 증상 중 하나이다. 망상은 고정되고 잘못된 믿음fixed and false belief으로 정의할 수 있으

며 다음과 같은 특징이 있다.

- 문화적 또는 하위 문화적 규범에 부합하지 않음
- 교육받은 정도에 비해 부적절함
- 반대되는 증거가 있어도 수정하지 않음
- 완전히 사로잡혀 있음
- 저항하지 않음
- 믿기 어려운 것에서부터 아주 불가능한 것까지 다양한 범위를 가짐

　망상의 내용은 단편적인fragmented 것에서부터 체계화된systematized 것까지 광범위하며, 가능할 수도 있을 것 같은 정도의 기이하지 않은 망상non-bizarre에서부터 완전히 불가능한 내용의 기이한bizarre 망상까지 다양하나. 만약 환자가 "누군가 내 이메일을 훔쳐본다"와 같이 단편적이면서 가능할 법도 한 믿음을 가지고 있다면, 추가적인 정보를 얻고 나서야 그것이 망상인지 여부를 판단할 수 있을 것이다. 일반적이지 않은 생각에 대해서는 환자가 가진 문화적 차이를 살펴보아야 한다. 또한 사고 내용이 일반적인 것에서 벗어난 것인지 망상적 수준인지를 구분하기 위해서는 그 생각이 고정된 정도를 확인하는 것이 중요하다. 예를 들어, 환자가 말을 지어내고 있거나 고의적으로 호도하고 있다면, 세세한 내용에 대해 반복하여 물어봤을 때 조금씩 다르게 이야기할 가능성이 높다.

　최초로 발생한de novo 망상을 1차 망상primary delusion이라고 부른다. 2차 망상secondary delusion은 기분상태, 비정상적인 지각(감각박탈

이나 감각장애 등), 사회적 요소, 또는 그밖에 기존에 존재했던 정신병
리학적 증상과는 별개로 발생한다.

망상을 가진 환자는 추론 과정도 달라진다. 망상적 직관delusional
intuition이란 잘못된 생각을 정확한 근거도 없이 진실인 것처럼 믿는
것이다. 주위의 사건이나 사물은 개인적이고 자폐증적인 중요성을
부여받는다.

망상을 가진 환자는 적은 양의 정보를 근거로 쉽게 일반화해버린
다. 그들은 자신들의 지식이나 경험에 의존하고 자신들의 믿음을 수
정하지 않는다. 예를 들어, 운전 중 과속 탐지기 밑을 지나가다가 경
찰들이 그들의 행동을 모니터하고 있다는 생각을 갖게 될 수 있다. 망
상에 대해 스스로 혼란스러워하다가 말이 되는 내용으로 이해하는
심리적인 타협(공고화consolidation)을 거칠 수도 있다.

망상에 대해 어떻게 질문할 것인가

망상에 대해 물어보는 것은 어려운 일이다. 신경증 환자와는 대조
적으로 망상을 가진 환자들은 보통 자신들에게 문제가 있다는 것을
인정하지 않는다. 그렇기에 "당신은 망상을 가지고 있군요?"라고 질
문하는 것은 통하지 않으며, 보다 세련되게 접근할 필요가 있다.

1. 망상의 주제를 찾는다
정신질환은 복잡하지만, 대부분의 망상은 몇 가지 정도의 주제로
나뉜다. 기이하지 않은 망상으로는 편집망상, 신체망상, 과대망상, 질

투망상, 연정망상이 있다.

2. 망상을 알아차릴 수 있는 데 도움이 되는 질문을 한다

"어떤 일에 대해 특히 많이 생각하고 있습니까?"

"매우 강력한 어떤 생각을 갖고 있습니까?"

망상은 환자의 생각을 지배하고 있기 때문에 만약 그것이 존재한다면 이러한 질문들에 반응할 것이다. 환자들이 망상에 관련된 것들에 대해 언급하면 호기심을 갖고 물어보자. 더욱 많은 정보들이 나올 것이다.

3. 보다 구체적인 질문을 한다

- "당신은 그것을 어떻게 알게 된 건가요?"
- "그런 상황이 어떻게 시작 되었죠?"
- "누군가가 당신이 이것을 하기를 원하는 이유가 무엇인가요?"
- "무슨 일이 일어났는지 설명해주실 수 있으세요?"

면담에서 망상이 항상 드러나는 것은 아니다. 다른 사람들과 자신의 생각을 공유할 수 없다는 것을 알고 있는 (일부 병식이 있는) 환자들이나 망상으로 인해 입원하게 된 사람들은 그들의 생각을 숨길 것이다. 시간이 지나면서 환자들은 입원이나 면담을 피하기 위해 그들의 망상적 사고를 억압하는 방법을 습득하기도 한다.

기분과 조화됨mood congruence과
자아동조성ego-syntonic

기분과 조화되는mood congruent, 그리고 기분과 조화되지 않는mood incongruent이라는 수식어는 기분장애에서 동반되어 나타나는 망상과 환각에 적용될 수 있다. 죄악, 무기력, 죽음, 실패, 절망, 처벌, 질병 등의 주제는 우울감과 조화를 이룬다. 만일 망상의 내용이 우울감과 같은 맥락에서 나타난다면 기분과 조화된다고 수식할 수 있다.

조증 삽화에서 기분과 조화되는 망상은 힘, 총명함, 재력, 장수, 성취, 특별한 관계나 지연, 지식 등의 주제를 갖고 있다. 조증 환자가 허무주의, 빈곤, 무능함 등과 관련된 망상을 갖고 있다면 기분과 조화되지 않는 망상이며, 우울증 환자가 과대망상, 전지전능함, 혹은 유명인과의 연결 등의 망상을 갖는 것 역시 그렇다. 기분과 조화되지 않는 망상이 있으면 예후가 좋지 않은 경우가 많고, 조현병 쪽에 가까울 가능성을 시사한다.

자아동조성ego-syntonic이라는 단어는 증상들이 환자를 힘들게 하거나 불편하게 하지 않는 다는 것을 의미한다. 환자들은 망상으로 인한 불편감을 경험하지 않는다. 망상적인 믿음은 결국 실제로 받아들여지며 그렇기 때문에 자아동조적인 것이다. 예를 들어 편집망상을 가진 환자들은 그들 자신의 계속되는 피해사고에 대해 크게 괴로워하지 않는다. 대신에 그들은 세상을 그런 쪽으로 해석하게 되며, 모함당하고 있다거나 억압받고 있다는 것에 대한 증거를 수집하는 데 열중한다.

II ― **과대평가 사고**overvalued idea는 망상보다 훨씬 덜 견고하고 내용도 망상에 비해 불합리한 것이 덜하다. 믿음은 환자들의 생각을 사로잡아 가면서 점차 과대평가되고, 행동을 변화시키게 된다. 대표적인 예가 미신이나 마술적 사고 같은 것이다. 미신을 믿는 환자들은 확신을 갖고 미신을 행하지는 않겠으나 미신을 행함으로써 기분이 나아지는 것을 느끼게 된다. 망상이 있을 수도 있는 상황이지만, 확실하지 않다면 과대평가된 사고를 갖고 있다고 기록할 수 있다.

III ― **강박사고**obsessions는 다음과 같은 성질을 가진 생각이나 충동, 혹은 이미지다.

- 반복되고 지속적이다.
- 원치 않는다.(자아이질성ego-dystonic)
- 문제에 대해 염려하는 정도를 단순히 과장하는 것이 아니다.
- 환자는 마음으로부터의 산물임을 스스로 인지하고 있다. 강박은 외부상태에 대한 반대작용으로서 내부로부터 만들어지는 것이다.
- 의지로 조종할 수 있는 것이 아니다.
- 터무니없고 비합리적인 것으로 인식된다.
- 적어도 어느 정도까지는 저항한다.

강박사고의 주제

망상과 유사하게 강박은 특정 주제와 연관되는 경향이 있다.

주제	강박
청결	오염
질서	대칭, 정확
성 그리고 공격성	폭행, 성폭행, 살인, 모욕
의심	안전, 재난, 무가치함

강박사고에 대해 어떻게 물어보아야 할까?

강박사고는 환자에게 있어서 불합리적이고 괴로운 것이지만, 잘 표현되지는 않는다. 질문하는 법에 대해 제안을 해보자면 다음과 같다.

- 생각이 멈출 수 없이 반복된 경험이 있나요?
- 당신의 생각들이 당신 스스로의 것으로 느껴지나요?
- 당신의 의지와 반하는 생각들 때문에 힘든가요?

집착preoccupation은 고의적으로 생각하는 것이라는 점에서 강박과는 다르다. 반추rumination는 지적강박intellectual obsession의 또 다른 용어이다. 씹고(숙고함) 되새김질(생각함) 하지만 해결점에 도달하지는 못한다. 시간이 많이 소모되고 짜증을 내는 것을 종종 볼 수 있다.

<u>IV</u> — **공포증**phobias은 지속적이고 두드러지는 공포이다.

- 스스로 비합리적이고 과도한 것으로 여긴다(자아이질성).
- 경계가 명확하다(공포를 유발하는 사물이나 상황이 명확하다).
- 공포를 유발하는 사물이나 상황에 노출되었을 때 불안감이 동반된다.
- 불쾌감을 유발할 수 있다.
- 대개 어떠한 상황이나 사물에 관한 것이다. 예를 들어 사나운 개에 대한 공포 혹은 위험한 상황에 대한 공포는 타당하지만, 숫자에 대한 공포는 타당하지 않다.
- 특정 공포증specific phobia이나 사회 공포증social phobia이 있다.

광장공포증agoraphobia은 "시장에 대한 공포"라는 의미를 가진 그리스어다. DSM-Ⅳ-TR에서는 무능력하게 하는 상황이나 공황발작 혹은 공황 유사증상을 유발하는, 도망치기 어려운, 도움을 받을 수 없는 상황이나 장소에 대한 불안으로 정의하고 있다.

광장공포증은 공포증 가운데 흔한 것으로서 사회적·직업적 기능의 저하를 초래하게 된다. 대개 반복적인 공황발작을 경험하는 환자들은 발작이 발생하는 장소 혹은 도움을 받거나 탈출하기 힘든 상황에 대해서 공포감을 갖게 된다. 중등도에서 중증의 공황장애 환자들은 어느 정도의 광장공포증을 동반하는 경우가 많다. 외출할 때마다 친구나 가족들이 동행해주기를 끊임없이 요구한다. 버스나 영화관에서는 출구 쪽에 앉는다. 다른 사람들이 동행 요청을 받아주지 않거나 증상이 심해질 경우 외출을 못하는 경우도 발생한다.

어떻게 공포증에 대해 물어볼까?

공포증은 자아이질적인 증상이므로 질문하는 것이 어렵지 않다.
환자들은 공포증에 대해 과도할 정도로 잘 인식하고 있다. 환자들이
면담실 안에 있는 특정한 무언가를 두려워하지 않는 한, 면담 상황에
서 불안해하지는 않는다. 공포증의 존재 여부는 행동을 통해서도 유
추가 가능한데, 예를 들어 사람들 앞에 나가 상을 받는 것을 꺼렸다면
사회공포증이나 광장공포증을 의심해볼 수 있다. 공포증이 존재하는
지를 물어보는 질문들은 다음과 같다.

특정공포증
- "어떤 사물이나 상황이 불안감을 주고 그것을 회피하게 하나요?"
- "어떤 사물이나 상황과 마주치지 않으려고 노력하나요?"

사회공포증
- "사람들 앞에서 창피당할까 봐 걱정되나요?"
- "낯선 사람 앞에서 어떤 당혹스러운 짓을 할지도 모른다는 두
  려움을 갖고 있나요?"

광장공포증
- "집 밖에 나가기 위해서 특별히 준비해야 할 것이 있나요? "
- "집 밖에서 누군가 반드시 같이 있지 않으면 불안한가요?"

<u>V</u> — **자해**와 **자살**에 대한 사고를 평가하기 위해 고려해야 할 중요한 위험 인자들은 다음과 같다.

"**SOS MADE PLAIN FOR A DR**"

Sex 성

Occupational status 직업상태

Stress level 스트레스 정도

Mental illness 정신 질환의 병력

Age 나이

Drug abuse 약물 남용

Effects of medication 약물의 효과와 부작용

Precipitant 촉진 요인

Lethality of method 방법의 치명성

Antidepressants 항우울제

Isolation 고립

Note written 기록

Family history 가족력

Organic condition 만성 내과 질환의 병력

Relationship difficulties 관계 형성의 어려움

Akathisia 정좌불능증

Dates 기일 애도

Repeated attempts 과거의 자살시도 이력

부모를 자살로 잃은 환자의 경우에는 기일이 되면 고통에 못 이겨 무의식적으로 부모가 자살한 나이에 자해 행동을 할 수 있다. 견뎌내기 힘들다고 알려진 스트레스 요인들은 다음과 같다.

- 배우자, 가족의 죽음
- 이혼, 별거
- 심각한 질병 상태
- 직장에서 해고되거나 은퇴하는 것

CHAPTER **8**

Affect & Mood
정동과 기분

정동affect이란 가시적으로 외부에 드러나는, 관찰되는 감정의 상태를 의미한다. 정동은 감정 반응에 대한 표현으로 역동적으로 변화할 수 있다. 기억이나 생각 같은 내적인 조건뿐 아니라 환경 상태와 같은 외적인 조건도 정동에 영향을 미친다.

기분mood이란 개인의 내적인 감정 상태를 의미한다. 환자에 의해 주관적으로 표현될 수도 있으며, 면담 도중에 지속적으로 유지되는 감정 상태를 가리킬 수도 있다. 기분의 변화는 내-외적인 자극과 비교적 덜 연결되어 있으며, 덜 자발적으로 일어난다. 기분을 "감정적인 배경"이라고 한다면, 정동은 "감정적인 전경"이라고 할 수 있다. 정동이 저녁 식사에 나온 다양한 음식들에 대한 개인의 만족도라고 한다면, 기분은 전체적인 저녁에 대한 느낌이라고 할 수 있다.

정동의 다양한 측면들

I — **정동의 표현**expression은 감정의 형태 혹은 두드러지게 드러나

는 감정을 의미하며, 기쁨, 슬픔, 두려움, 불안, 놀람, 부끄러움, 화, 흥미, 역겨움, 만족감 등으로 표현할 수 있다.

II — 정동의 범위range 혹은 **다양성**variability은 어떤 감정이 어느 정도로 변화하는지를 나타낸다. 통상적으로 정동은 위에 기술된 감정 중 몇 가지로 이루어진다. 면담 도중 환자는 어떤 감정의 징후를 보여줄 것이다. 정동이 좁고 제한된 범위라는 것은 환자가 감정 상태를 거의 표현하지 않는다는 것을 의미한다. 정동의 다양성은 기분장애(조증 환자는 가장 좁고 높은 범위를 보일 수 있다), 조현병, 강박증, B군 인격장애, 치매, 물질남용 등 다양한 환자에서 관찰될 수 있다.

III — 정동의 정도degree는 감정이 표현되는 강도나 세기를 의미한다. 양이나 진폭 등으로 부르기도 하며 얼마만큼의 에너지로 감정이 진달되는지에 대한 것이나. 정동의 표현과 연속선상에서 나타난다.

- 약한 강도: 평평한, 제한된, 초연한
- 정상 강도: 적절한, 반응적인, 적당한
- 강한 강도: 과장된, 드라마틱한, 열정적인

강한 정동이 좁은 범위에서 나타날 수도 있는데 조증과 우울증이 이에 해당한다. 반대로 넓은 감정 표현이 약한 강도로 나타날 수도 있으며, 연극성 인격장애 환자의 경우 정동 상태를 표현하는 기이가 부족할 수 있다. 둔마된 정동blunted affect은 낮거나 편평한 세기의 정동을 가리킨다. Sims(2012)는 다른 사람에 대한 감정적 반응이 부족한 상태라고 풀이했다.

편평한 정동flat affect은 조현병이나 전환장애에서 보일 수 있으며(la belle indifference), 치매나 강박증, 분열형 인격장애에서도 관찰될 수 있다. 고조된 정동elevated affect은 조증이나, 자기애성 인격장애, 경계성 인격장애, 불안장애에서 나타날 수 있다. 우울증에서는 다양하게 나타나는데, 어떤 환자는 정신적 고통을 강하게 호소하는 반면, 어떤 환자는 조용하고 무감각한 모습을 보일 수 있다.

IVa — **정동의 안정성**stability은 정동 반응이 나타나는 기간을 의미한다. 어떤 감정은 얼굴 표정의 형태로만 잠시 나타나는 반면, 면담 내내 지속되는 감정도 있다. 일반적으로 정동은 면담 도중 계속 변화하며, 면담의 맥락에 맞게 일시적으로 나타났다가 사라진다. 만약 면담 내내 정동의 변화가 거의 없거나 적다면, 감정 상태를 기술하는 데 보다 주의를 기울여야 할 것이다. 불안정한 정동labile affect이란 정동 변화가 빠르고 자주 일어나는 것을 의미한다. 이러한 변화는 정동의 강도와도 연관되어 있다. 예를 들어, 환자는 울음을 보이다가도 몇 초만에 웃음을 보일 수 있으며, 약한 강도에서 강한 강도로 짜증을 표현할 수도 있다.

IVb — **정동의 반응성**reactivity은 외부 요인이 감정 표현에 어느 정도로 영향을 끼치는가를 의미한다. 감정의 불안정한 정도를 판단하기 위해서는 그들이 자신의 감정을 조절할 수 있는지 없는지를 살펴보면 된다. 일반적으로 기분장애나 물질남용, 치매 환자들은 자신의 정동 상태를 조절하지 못한다. 인격장애가 있는 환자들은 이보다는

뛰어난 조절 능력을 보인다. 정동의 불안정성은 다음과 같은 경우에
관찰된다.

- B군 인격장애
- 섬망 혹은 치매
- 충동조절장애
- 약물 혹은 알코올 중독
- 조증(정동은 매우 빠르게 들뜬 기분에서 화난 상태로 변할 수 있다.)

V — **정동의 적절성**appropriateness은 관찰되는 감정이 사고 내용과
일치하는 정도를 의미한다. 이는 당신이 환자의 공감할 수 있는 정도
가 어느 정도인지를 통해 알 수 있다. 대화 주제와 관련하여 정동은
적절하거나 부적절할 수 있다. 예를 들어, 부모의 죽음을 이야기하고
있는 도중에 환자가 웃음을 보였다면 부적절한 정동이 표현된 것이
다. 하지만 이 부모가 환자를 학대했다는 사실을 나중에 알았다고 한
다면 이 환자의 웃음을 더 이해할 수 있을 것이고 보다 적절하였다고
평가할 수도 있다. 부적절한 정동inappropriate affect은 주로 조현병에
서 나타나는데 환자는 동떨어진 태도를 갖고, 다른 사람과의 연결 능력
을 잃어버린다. 조현병 환자들은 대화 주제에서 일반적으로 기대할 수
있는 것과 전혀 다른 감정 반응을 보일 수 있다. 상대방을 웃기거나 조
롱하면서 바보스럽거나 우스꽝스러운 정동을 보일 수 있다. 이런 부적
절한 정동은 꾀병, 물질남용, 전환장애, 우울증에서도 나타날 수 있다.

VI — **정동과 다른 요소 사이의 일치성**congruence 여부도 정신상태

검사에서 중요한 판단 대상이 될 수 있다. 정동과 다음 요소들 사이의 연관 관계가 중요하다.

VIa — 기분mood

정동과 기분은 일치할 수도 그렇지 않을 수도 있다. 예를 들어, 우울증 상태이지만 여전히 웃거나 농담을 할 수 있다. 정동과 기분이 불일치하는 경우는 꾀병, 두 개의 독립적인 상태가 공존하는 경우(기분장애와 인격장애)나 물질 남용, 분열정동장애, 정신병적 기분장애에서 나타난다.

VIb — 용모appearance

감정의 변화는 용모를 통해 나타나는데 환자들이 스스로를 돌보거나 꾸미는 데 시간을 들이거나 신경쓸 여력이 거의 없기 때문이다. 우울증 환자들은 개인위생을 챙기지 못하고 단정하지 못한 옷차림을 하거나 어두운 색의 옷을 입을 수 있다. 조증 환자는 현란한 복장이나 새로운 스타일의 옷을 신중하지 못하게 고를 수 있다. 조현병 환자는 용모를 기이하게 변경하거나 흐트러진 모습을 보일 수 있다.

VIc — 행동behavior

정동은 얼굴 표정을 통해 드러나곤 한다. 행동이 없는 것은 우울증이나 조현병 환자에서 주로 관찰되며, 조증이나 B군 인격장애 환자에서는 그 표현이 과장되곤 한다. 동작 또한 정동의 정도를 나타낼 수 있다. 우울증 환자는 느리게 가끔씩 움직이며, 조증 환자는 과장된 움직임을 보이거나 행동을 줄이지 못해 애를 먹는다.

기분의 다양한 측면

기분은 다음과 같은 요소들을 통해 판별한다.

- 질과 형태 (section VII)
- 반응성 (VII)
- 강도 (VIII)
- 안정성과 지속성 (X)

VII — **기분의 질**quality은 환자 스스로 보고한 감정 상태를 의미한다. DSM-IV-TR에서는 우울, 들뜸, 화남, 짜증, 걱정 등으로 기술하고 있다.

우울한 기분depressive mood은 환사가 에너지, 희망, 능력이 예전보다 훨씬 감소했을 때 느끼는 감정이다. 이러한 감정 상태는 슬픈, 우울한, 무가치한, 죄책감 있는, 텅 빈, 참담한, 음울한, 침울한, 쓸쓸한, 시무룩한, 문제 있는, 지친, 어두침침한, 행복하지 않은, 가라앉은, 소외된 등 수많은 단어로 기술할 수 있다. 불쾌한dysphoric이라고도 표현된다. 우울감은 주요우울장애, 기분부전장애, 양극성 우울증, 순환성 기분장애, 우울감이 있는 적응장애 등에서 나타난다. 우울감은 오랫동안 지속될 수 있으며 인격적인 요인이 될 수도 있다. 우울감은 다음과 같은 요소들의 변화와 관련되어 있다

- 용모(위생의 저하)

- 행동(자발적인 행동이 거의 없음)
- 말(말의 양이 줄어들고 작게 이야기함)
- 정동(정도와 강도의 변화가 감소함)
- 사고 내용(병적인 주제)
- 사고 형태(반응 시간의 지연)
- 인지기능의 저하

들뜬 기분euphoric mood은 환자가 에너지가 넘치고 고양되거나 극적인 기분을 느낄 때 나타난다. 단순히 기분이 좋은 경우보다 훨씬 더 큰 정도로서, 날아다니는, 위대한, 전지전능한, 제한이 없는, 떠다니는, 아주 쾌활한, 질주하는, 투지가 넘치는, 혹은 세상 꼭대기에 있는 등으로 표현된다. 다음과 같은 상황에서 나타날 수 있다.

- 조증 혹은 경조증
- 치매 혹은 섬망
- 조현병
- 물질 남용(알코올이나 정신자극제)

불쾌한 기분 상태의 환자가 도움을 요청하는 데 비해 들뜬 기분 상태의 환자는 도움을 요청하는 경우가 거의 없다. 하지만 주위 사람들에 의해 병원에 오게 되는데, 이는 그들의 감정 상태가 다른 사람이나 본인의 사회적·직업적 기능에 영향을 크게 미치기 때문이다.

화나거나 짜증 난 기분irritable mood은 독립적인 질환의 요소는 아니지만 다른 질환들에서 자주 복합적으로 나타난다. 짜증난, 약간 화가 난, 펄펄 끓는, 날카로운, 언짢은, 짜증을 내는, 격분한, 호전적인, 들끓는, 몹시 화가 난, 격분한, 성질이 나쁜, 쉽게 옹호하는 등의 표현이 있으며, 다음과 같은 질환에서 쉽게 관찰된다.

- 조증 혹은 경조증
- B군 인격장애
- 편집증이 주가 되는 질환
- 물질 남용, 특히 금단 증상
- 섬망 혹은 치매
- 간헐적폭발장애

자극과민성irritability은 쉽게 화를 내는 것을 의미한다. DSM-IV-TR에서는 자극과민성이 조증과 경조증에서 관찰되는 감정 상태로 기술되어 있다. 자극과민성은 조증이나 경조증 삽화가 더 악화될 경우 잘 나타난다.

불안한 기분anxious mood는 환자가 면담을 어색해 할 때, 진단이나 예후, 치료 과정 중 어떤 영역에 대해 걱정할 때 나타날 수 있다. 불안은 그것이 지속되어서 사회·직업적인 기능을 저해시키는 정도가 되면 병적으로 간주한다. 불안한 감정을 나타내는 용어로는 두려운, 긴장된, 불안한, 걱정된, 신경질적인, 초조해하는 기지맥지하 거에 질린, 쉽지 않는, 겁먹은 혹은 마비된 등이 있다. 불안은 다음과 같은 질환에서 흔히 관찰된다.

- 공포증
- 공황장애
- 범불안장애
- 강박증
- 외상후스트레스장애
- 불안을 동반한 적응장애

그밖에 불안은 다른 정신과적 상태나 내과적인 상태에서도 나타날 수 있다.

VIII — **반응성**reactivity은 어떠한 감정이 외부 요인에 의해 바뀌는 정도를 의미한다. 어떠한 사건이나 다른 사람과의 관계로부터 감정은 변화한다. 조증 환자는 자극에 의해 쉽게 기분이 들뜬다. 우울증 환자는 아침에 기분이 악화되는 경향이 있으며, 불안하거나 화가 난 환자는 그들의 감정에 변동이 있다. 과거에는 유발 요인의 존재 유무에 따라 우울증을 내인성endogeneous인 것과 반응성reactive인 형태로 나누었다. 내인성 우울증을 멜랑꼴리형melanchoic 우울증이라고도 한다. 이러한 형태의 우울증에서 환자는 외부의 즐거운 자극에 대해 감정 반응이 부족하다. 비전형적atypical 우울증라고 불리는 우울증의 다른 형태에서는 감정 반응과 관련한 두 가지 요소를 갖고 있는데, 긍정적인 사건에 의해 기분이 나아지고mood reactivity, 대인관계상 거절 당하는 것에 대해 민감한rejection sensitivity 것이다.

멜랑꼴리형 우울증은 약물이나 전기경련요법에 반응할 가능성이 더 크다. 비전형적 우울증은 여성이나 어린 환자에게서 더 자주 나타나고, 양극성장애나 계절성 우울증의 소인을 갖고 있는 경우가 많다.

IX ― 강도intensity는 감정이 어느 정도 세기로 표현되는가를 이야기한다. 정동과 마찬가지로 기분도 깊이와 질, 강도를 가지고 있다. 어떤 우울증 환자는 무기력하고 소외되고 면담에 거의 흥미를 보이지 않을 수 있다. 또 다른 우울증 환자는 집중하는 데 어려움을 가지거나 낮은 자존감을 가진 상태에서 어떤 사건이 자신의 삶에 영향을 끼쳤는지에 대해 표현할 수 있다. 이러한 차이가 바로 그들의 감정 상태의 깊이나 강도의 차이를 의미한다.

X ― 안정성stability 혹은 **지속성**persistence은 기분이 큰 변화 없이 지속되는 것을 의미한다. 기분 장애를 진단하기 위해서는 특정한 기분이 일정 기간 지속되어야만 한다.

- 주요우울장애: 2주
- 조증: 1주
- 기분부전장애: 2년
- 순환성 기분장애: 2년

CHAPTER **9**

Perception
지각

지각이란 무엇인가?

지각perception이란 주변 환경을 경험하는 과정이자 받은 자극을 인식하고 해석하는 과정이다. 정보들은 시각, 청각, 촉각, 미각, 후각의 오감으로 받아들여진다. 주변의 사물은 감각sensation으로 받아들여지고, 이를 뇌가 해석한 것이 지각이 된다. 정신과적으로 흔한 지각의 이상은 자극이 없이도 감각이 지각되거나 잘못 해석하는 것이다. 정상적인 사람이라면 어떤 상상을 통해 감각을 받아들이는 경우에도 실제 자극과 구분이 어렵지 않다. 일부 정신 질환을 가진 환자는 실제로부터 온 지각과 그렇지 않은 것을 구분하지 못한다. 요약하면, 주변 환경에 존재하는 사물은 감각 기관을 통한 자극으로 받아들여지게 되며, 이를 뇌에서 해석하여 지각이 경험된다. 이때 뇌의 해석이 잘못되는 것을 지각의 장애라고 부른다.

비정상적인 지각을 경험할 수 있는
정신과적 질환은 무엇인가?

- 섬망
- 조현병과 그 스펙트럼 장애
- 망상 장애
- 정신병적 기분 장애
- 공황 장애
- 급성 스트레스 장애와 외상후 스트레스 장애
- 건강염려증
- 가장성 장애
- 이인증
- 조현형 성격
- 연극성 성격
- 경계성 성격
- 치매
- 측두엽 간질
- 편두통
- 뇌종양
- 기면증
- 물질 중독과 금단

지각의 이상의 종류들

- 환각hallucination (section I)
- 착각illusion (II)
- 자신과 환경 지각의 혼란 (III) – 이인증depersonalizarion, 이현실증 derealization
- 사물의 질과 크기 지각의 혼란 (IV) – 거시증macropsia, 소시증 micropsia
- 지각의 강도의 혼란 (V) – 청각과민hyperacusis, 시각과민visual hyperaesthesia
- 경험의 혼란 (VI) – 기시감deja vu, 미시감jamais vu

I — **환각**hallucination이란 실제 자극 없이 경험하는 지각이다. 지각의 이상 가운데 가장 심한 형태라고 할 수 있다. 환각은 모든 종류의 감각을 통해 경험될 수 있으며, 단순한 형태도 있고 복잡한 형태도 있다. 실제 자극과 거의 같은 정도로 생생한 경우도 있다. 대개 저절로 일어나며 의지와 무관하다. 침습적인 경우가 많고, 내적인 경험이지만 외부 사물의 지각에 영향을 미치기도 한다. 실제 자극과 함께 일어나는 경우가 많다. 환자에게 심리학적인 의미를 갖고 있을 수도 있고, 정신역동학적 견지에서 의미가 밝혀지기도 한다. 감각의 종류에 따라 환시visual, 환청auditory, 환후olfactory, 환미gustatory, 환촉tactile으로 나뉜다.

Ia — **환청**auditory hallucinations은 가장 흔한 환각의 유형이다. 일반

적으로 명료한 단어나 문장, 심지어는 대화하는 양상의 목소리로 나타난다. 기질적인 원인이 있는 경우에는 보다 덜 명료하게 기계음이나 삐걱거리는 소리, 음악, 웅얼거리는 소리로 나타나는 경향이 있다.

환청은 조현병의 핵심 증상이자 정신병적 증상이다. Schneider의 일급 증상들 11가지 가운데 7가지가 망상에 대한 것이며, 1가지는 망상적 지각delusional perception이다. 이는 현실에서 벌어지는 일들에 대해 잘못된 해석을 통해 지각하는 것을 말한다. 남은 3가지가 환청에 대한 것이다.

- 가청 사고audible thoughts는 생각이 마치 메아리처럼 소리로 들리는 것이다. 환자는 주변 사람들도 자신이 듣는 소리를 듣고 있을 것이라고 생각하기도 한다.
- 논쟁하거나 토론하는 소리voices arguing or discussing는 종종 비판적이거나 비하하는 소리가 많다.
- 코멘트하는 소리commentary voices는 환자와 환자의 행동에 초점이 맞춰진 경우가 많다. 환자가 행동하거나 행동한 후, 행동하기 전에 논평하는 소리가 들린다.

조현병의 진단에 있어 환청은 매우 중요한데, 만일 환청이 코멘트하는 소리이거나 둘 이상의 목소리가 대화하는 소리일 때는 환청만으로도 조현병 진단이 가능하다. 환자는 소리의 성별도 구분하고, 소리가 어떤 사람의 목소리인지도 말할 수 있다. 때로 환자는 소리가 지시하는 대로command hallucination 따르기도 한다. 환자는 지시에 순응하지만 지시가 반복되면 대개 힘들어한다.

고전적으로 환청은 "바깥"에서 들리는 것 같은 소리와 마음 "속"에서 들리는 것 같은 소리로 구분된다. 환자에 따라 자신이 듣는 소리가 환청임을 자각하는 경우도 있다. 다행스럽게도 환청은 항정신병약물에 잘 반응한다.

Ib — **환시**visual hallucinations는 환청 다음으로 흔한 환각이다. 환시만 단독으로 있는 경우보다 환청과 함께 나타나는 경우가 더 많다. 환시는 단순한 형태부터 복잡한 형태까지 다양하다. 후두엽의 뇌경색이 있을 경우 기하학적 모양의 환시가 나타난다.

환시는 망상과 연결될 수 있다. 누군가 숨어 있는 모습을 환시로 본다면 피해 망상으로 이어질 것이다. 편집증 환자들은 종종 자신을 추적하는 사람들을 시각적으로 보았다고 하는 경우가 많다.

Ic — **환후**olfactory hallucinations는 비교적 드물다. 환후나 환미, 환촉은 기질적 요인을 가진 경우가 많아 조사가 필요하다. 흔한 환후는 고무 타는 냄새, 석유 냄새, 체취 등이다. 환자에 따라 개연성을 가진다. 후각과 관련된 부위는 전두엽과 변연계로서, 후각은 기억과 연결이 잘 되므로 환후는 감정을 유발할 수 있다. 측두엽 간질을 잘 감별해야 한다.

Id — **환미**gustatory hallucinations는 가장 드문 환각이다. 미각적으로 만족스럽기보다는 쓰거나 시거나 괴상한 맛이 나므로 환자는 자신이 독약을 먹었다고 믿게 된다. 금속맛이 나는 약물(lithium, zopiclone 등)의 효과일 가능성도 잘 살펴보아야 한다.

Ie ― 체성 환각somatic hallucinations에는 다음의 3가지 유형이 있다.

1. 환촉tactile hallucination – 벌레가 기어가는 느낌formication, 만져지는 느낌haptic, 물이 흐르는 느낌hygric, 온도와 관련된 느낌thermal 등이 있다.
2. 신체의 일부가 움직이는 환각kinesthetic hallucinations
3. 내장 감각의 환각visceral hallucinations

이런 종류의 환각은 뇌전증이나 편두통 환자에게 가장 흔하다. 체성 망상이나 조종 망상과 동반되어 있기도 한다.

그 밖의 환각으로는 **입면시 환각**hypnagogic hallucinations과 **출면시 환각**hypnopompic hallucination이 있는데, 이는 다수의 사람들이 경험하는 것으로 비정상적인 것으로 간주되지 않는다. 탈수나 고열, 약물의 효과로 나타날 수도 있으며, 기면증narcolepsy에 동반되는 증상이기도 하다.

사별을 경험하고 애도bereavement 상태에 있는 사람들은 망자와 관련된 환각을 경험하곤 한다. 이름 부르는 소리, 휴대폰 소리, 발자국 소리, 문 닫는 소리 등 역시 흔히 경험되는 것으로서 좀처럼 비정상적인 것으로 간주하지 않는다. 감수성이 풍부한 사람, 생생하게 상상하는 사람, 감각 박탈의 경우에도 환각을 경험할 수 있다.

II ― 착각illusions이란 존재하는 자극에 대한 오인misperception이다. 환각과 마찬가지로 오감을 통해 경험된다. 글자나 단어를 잘못 읽는 경우가 흔하고, 감정 상태의 영향을 받는다. 착시pareidolia는 어떤 물체를 보고 난 다음 어떤 이미지가 떠오르는 것으로 구름 속에서 사람 얼굴이나 모습을 보는 것과 같다.

착각이 흔히 일어나는 경우는 물질 중독 혹은 금단 상태에서다. 환자의 주의력이 흐려지면 주위 환경에 대한 지각이 잘못되는 경우가 많다. 착각의 심각성은 왜곡의 정도the degree of distortion에 달렸다고 보는 견해도 있다. 마네킹보다는 그림을 보고 사람이라고 착각하는 사람이 더 심한 착각을 하고 있을 것이다.

III ― 자신과 환경 지각의 혼란으로 대표적인 증상이 이인증 depersonalizarion, 이현실증derealization이다. 이인증이란 스스로에 대한 느낌이 비현실적으로 다가오는 것이며, 이현실증이란 외부 세계에 대한 지각이 변화하는 것이다. 이인증과 이현실증은 동반되어 나타나는 경우가 많다.

환자들은 전형적으로 "천장 위에서 나 자신을 내려다 보는 것 같아요"라거나 "나를 영화 화면 속에서 바라보고 있는 것 같아요"와 같은 표현을 한다. 이들 증상은 불안과 불쾌감을 유발하는 경우가 많고, 부적절하게 느껴진다. 대부분의 환자는 이런 증상들이 실제가 아닌 것을 알고 있다. 시간이 지나면서 더 심해지거나 줄어든다.

이들 증상은 심리적으로 건강한 사람들에게서도 나타날 수 있으며, 인구의 40% 정도가 경험하는 것으로 추정되는데, 스트레스 상황에 대한 반응으로 보인다.

하지만 다양한 정신장애들, 특히 광장공포증에서 동반되며, 자아 강도가 약한weak ego boundary 인격 장애에서도 잘 나타난다. DSM-IV

에서는 이인증 장애depersonalization disorder라는 진단명도 있다.

VI — **사물의 질과 크기 지각의 혼란**으로 대표적인 증상으로는 거시증macropsia, 소시증micropsia, 이상확대증dysmegalopsia, 그리고 소인 환각Lilliputian hallucination 등이 있다.

거시증은 사물이 실제 크기보다 커 보이는 현상, 소시증은 실제 크기보다 작아 보이는 현상이다. 이들 증상을 합쳐 변형metamorphosis이라고 지칭하기도 한다. 이상확대증은 사물의 한 면이 다른 면에 비해 부각되어 보이는 것이다. 그래서 마치 피카소의 그림에 나오는 얼굴과 같이 보인다. 소인 환각은 작은 사람이 말을 하거나 돌아다니는 것을 보는 것으로서 환촉이 동반되는 경우가 많다. 이 용어는 조나단 스위프트의 소설 '걸리버 여행기'에 나오는 소인국Lilliput으로부터 유래된 것이다. 루이스 캐롤의 소설 '이상한 나라의 앨리스'에서도 변형에 대한 묘사들을 찾아볼 수 있나.

V — **지각의 강도의 혼란**은 유입되는 감각이 증폭하거나 감소하는 것이다.

청각과민hyperacusis은 실제 소리보다 크게 들리는 현상이고, 청각 둔감hypoacusis은 그 반대 현상이다. 시각과민visual hyperaesthesia은 시지각이 증가된 상태로 느껴지는 것이며 후각, 촉각, 미각에서도 비슷한 현상이 나타날 수 있다.

VI — **경험의 혼란**으로는 프랑스어인 기시감deja vu, 미시감jamais vu이 있다.

기시감은 "이미 보았던"이라는 뜻으로 새로 보는 사물이나 상황을 마치 이전에 경험했던 것처럼 친숙하게 느끼는 것이다. 미시감은 "결코 본 적이 없는"이란 뜻이고 이전에 경험한 적이 있는 사물이나 상황이 전혀 새롭게 느껴지는 것이다.

이들 현상은 정상인에서도 자주 나타난다. 병적으로는 측두엽 간질에서도 나타나고 조현병에서도 나타난다. 증상이 잦거나 심할 경우 기억착오paramnesia라고 부르며, 실제 기억인지 구분을 못하고 꿈에서 있었던 일로 여기기도 한다.

자기상 환각autoscopic hallucination이란 자신을 거울에 비춰진 상으로 보거나 외부 세계에 투영하듯이 보는 것이다. 반대의 현상을 부정자기상negative autoscopy이라고 하는데 거울 속에서 자신을 보지 못한다. 그래서 자신을 흡혈귀라고 오인하기도 한다.

이런 증상들은 두정엽의 병변으로 인한 것일 수 있으며, 질병불각증anosognosia과 안면인식불능증prosopagnosia과 함께 나타나기도 한다. 질병불각증은 신체적 질병을 감지하지 못하거나 몸의 한쪽을 인지하지 못하는 것hemi-inattention을 말하며, 안면인식불능증은 친숙한 얼굴을 보고도 누구인지 알아보지 못하는 것이다.

가성환각pseudohallucination과 지각의 장애에 대한 병식insight의 정도

가성환각은 자극 없이 지각하는 속성을 가지고 있으나 현실감은 보존되어 있는 상태이다. 진성의 환각을 경험하는 환자는 자신이 경험하는 환각과 외부 실제를 구분하지 못한다. 가성환각은 주관적이고 내부의 공간에서 발생한다. 환자들은 안쪽 눈 혹은 안쪽 귀에서 감각이 지각된다고 설명한다. 가성환각 역시 생생하고 형태를 잘 갖춘 것일 수 있다. "가성"이라는 말은 환자의 입장에서 병식이 유지되어 있고, 지각이 완전히 교란된 상태가 아니라는 의미다. 환각이 덜 생생해서가 아니라 병식이 있기 때문에 가성환각이라고 부른다. 이런 경우 환자는 현실 지각reality perception이 손상되어 있지만, 현실 검증reality testing이 보존되어 있는 경우에 해당한다.

Othmer(1994)는 지각의 장애에 대한 병식insight의 정도를 다섯 가지의 수준으로 구분한 바 있다.

- 1단계 – 현재 지각의 장애가 없으며, 병식도 보존되어 있음
- 2단계 – 현재 지각의 장애는 없으나, 환각을 실제 감각으로 믿고 있음
- 3단계 – 최근 지각의 장애를 경험하였으나, 이에 대해 잘 표현하지 않음
- 4단계 – 지각의 장애를 경험하고 표현하나, 행동으로 나타내지는 않음
- 5단계 – 지각의 장애가 행동으로 나타남(환청에 순응함)

지각의 이상에 대해 어떻게 질문할 것인가?

지각의 이상에 대해 물어보기란 쉬운 일이 아니다. 환자는 자신이 "미쳤다"고 받아들여지는 것을 피하기 위해 방어적인 태도를 취하는 경우가 많다. 흔히 물어보는 방식은 다음과 같다.

- "흔치 않은 특별한 경험을 한 적이 있습니까?"
- "주변 상황이 마치 퍼즐처럼 느껴지거나 이해되지 않았던 적이 있나요?"
- "아무도 없는 방 안에서 어떤 소리를 들은 적이 있습니까?"
- "남들은 볼 수 없는 무언가를 본 적이 있습니까?"
- "남들은 경험하지 못할 어떤 것을 경험한 적이 있습니까?"
- "무언가 소리를 들었지만, 어디서 그 소리가 난지 확인할 수 없었던 적이 있나요?"
- "목소리가 들렸지만, 말하는 사람을 찾을 수 없었던 적이 있나요?"
- "목소리가 머리 안에서 나는 소리입니까, 아니면 밖에서 나는 소리입니까?"

환각은 대개 현실과 구분이 어렵고 실제보다도 생생하게 느껴진다. 그러나 주변의 다른 사람은 같은 감각을 체험하지 못한다는 것으로부터 환각을 구분할 수 있게 된다.

지각의 이상이 확인되었다면, 다른 증상들에 대해서도 물어보아서 보다 자세한 정보를 획득한다. 일반적으로는 환각의 발생 기간, 질과 강도, 변동성, 연관된 사건 등을 물어본다.

CHAPTER 10

Insight & Judgement
병식과 판단력

병식insight이란 질병을 자각할 수 있는 능력이다. Markova(1992)의 보다 자세한 정의에 따르면, 병식이란 단지 질병에 대한 정보뿐 아니라 질병으로 인해 세상과 자신이 상호작용하는 데 어떤 영향을 받는지에 대해서도 스스로 아는 자기 이해의 한 형태라고 할 수 있다.

면담과 MSE를 통해서 환자가 가진 병식의 단계level를 추정하게 된다. 흔히 병식의 단계를 결여된absent, 부분적인partial, 보존된intact의 3단계로 기재하는데, 병식의 단계를 통해 우리는 병의 심각도, 치료 반응도와 협조도를 예상할 수 있게 된다. 또한 환자로부터 얻은 정보가 얼마나 신뢰성 있는지, 환자가 거부하는 개입을 해야만 하는지, 동의서informed consent를 받아도 되는지에 대해 판단할 수 있는 근거가 된다. 원래 insight란 단어는 분석학적으로 무의식적 충동이나 감정을 의식으로 가져올 수 있는 통찰을 가리키는 말이었다.

MSE의 좁은 틀 안에서 병식을 판단한다면, 다음과 같은 면들에 대한 병식을 조사해 볼 수 있을 것이다.

- 질병에의 자각 정도
- 질병에 영향을 미치는 요인들에 대해 이해하는지
- 다양한 증상과 징후들을 질병 경과에서 나타나는 것들의 일부로 이해하는지
- 자신의 질병이 타인과 사회에 미치는 영향을 이해하는지
- 치료의 필요성을 인정하는지

병식의 단계

병식은 연속성이 있는continuum 3단계로 표시한다.

완전한 병식full insight
- 증상과 징후들 질병의 일부로서 인식한다.
- 행동을 조절할 수 있다.
- 치료에 협조한다.

부분적인 병식partial insight
- 문제들을 인식하나 질병이라고 보지는 않는다.
- 주위 사람들이나 의사가 증상을 병적이라고 간주하는 것을 이해할 수도 있다.
- 행동을 일부 조절할 수 있다.
- 치료에 협조하기도 하고 그렇지 않기도 한다.

손상된 병식impaired insight

- 질병이나 문제점들을 부인한다.
- 타인의 염려를 이해할 수 없다.
- 치료에 협조하지 않는다.

어떻게 병식에 대해 물어볼 것인가

"병에 대한 당신의 의견은 어떻습니까?"

"당신이 가진 불편함에 대해 어떻게 설명하겠습니까?"

"정상적이 아니라고 생각하는 경험을 한 적이 있습니까?"

"회복되기 위해서는 어떻게 하면 좋을까요?"

"치료를 받으면 어떤 결과가 따라올까요?"

판단의 정도는 어떻게 결정되는가

판단력judgement이란 문제 해결 능력이라고도 부른다. Kaplan(1988)은 이를 다섯 단계로 나눈 바 있다.

1. 문제를 평가함
2. 해결책들을 물색함
3. 해결책들을 비교함
4. 해결책들을 숙고하여 선택함

5. 선택된 해결책을 실천에 옮김

그래서 판단력은 인지적인 요소(결정)와 행위적인 요소(행동)를 모두 갖고 있다고 할 수 있다. 병식과 판단력이 유지되기 위해서는 지능과 지각, 기분, 의사 소통 능력, 인지 능력, 충동 조절 능력, 추상적 사고 능력이 모두 보존되어 있어야 한다.

병식과 판단력의 손상은 거의 모든 정신장애에서 나타나지만, 그 중에서도 특히 병식이 부족할 수 있는 경우는 강박장애와 건강염려증이다.

또한 Kaplan(1988)은 판단력을 조사하기 위해서는 다음과 같은 측면들을 살펴볼 것을 제안했다.

- 질병에 대해 환자는 어떻게 이해하고 있는가?
- 의사의 권유에 대해 환자는 어떻게 이해하고 있는가?
- 의사의 판단 근거에 대해 환자는 어떻게 이해하고 있는가?
- 환자의 결정은 무엇인가?
- 환자의 결정의 근거는 무엇인가?
- 환자는 자신의 결정으로 인해 초래될 결과에 대해 예상하고 있는가?

판단력에 대해 살펴볼 다른 요인들은 다음과 같다.

- 행동의 결과에 대하여 찬성과 반대 요인을 열거할 수 있는 능력

- 최선의 결과를 얻기 위해 할 수 있는 행동의 정도
- 병식의 범위
- 행동하기 전에 생각할 수 있는 정도

판단력이 부족한 경우는 다음과 같은 행동들로 나타난다.

- 충동적 행동
- 손해를 보기 쉽거나 위험한 행동

병식과 판단력은 많이 겹치지만, 동의어는 아니다. 예를 들어 인격장애 환자들은 그들의 행동이 다른 사람들에게 상당한 고통을 줄 것임을 알지만, 행동을 바꾸지는 않는다(적어도 부분적인 병식). 병식은 거의 없지만 판단력은 좋은 경우도 많다. 예를 들어 스스로 약을 복용할 필요가 있다고 생각해서가 아니라 다른 사람들이 원한다는 이유로 약을 복용하는 환자가 있다. 어떤 환자들은 가족들의 요구를 들어주기 위해 병원에 오기도 한다.

짧은 시간 안에 판단력을 알아보기 위해서는 환자가 어떻게 병원에 오게 되었는지에 관심을 가져 보자.

- 환자는 자발적으로 치료를 받기 원했는가?
- 환자가 치료를 받게 하기 위해 다른 사람들의 개입이 필요했는가?
- 환자가 도움을 요청하기까지 얼마나 많은 시간이 경과했는가?
- 도움을 받기 전에 상황이 악화되었는가?
- 다른 내외과적 질환은 없는가?

- 환자의 행동으로 인해 다른 사람이 고통받지는 않았는가?
- 환자가 행동을 취하기 전에 유발 요인이 무엇이었는가?

어떻게 판단력에 대해 물어볼 것인가

- "미래에 대한 당신의 계획들로는 어떤 것들이 있습니까?"
- "급격하게 자살 충동이 느껴진다면 어떻게 하겠습니까?"
- "당신이 안 좋아지기 시작할 때를 감지할 수 있 증상들로는 어떠한 것이 있을까요?"
- "당신이 안 좋아질 때 당신은 어떻게 대처하십니까?"

전통적으로 판단력을 평가하는 방법들

다음과 같은 상황에서의 대처 방법에 대해 물어본다.

- "극장 안에서 연기 냄새를 맡았을 때 어떻게 할 것입니까?"
- "길을 가다가 남의 주민등록증을 줍는다면 어떻게 할 것입니까?"

속담의 뜻을 물어본다.

- "티끌 모아 태산"
- "백문이 불여일견"

속담은 인류의 지혜들을 증류한 것으로서, Andreason(1977)은 속담을 해석하도록 하는 것이 MSE에서 유서 깊은 전통이자 매력적인 부분이라고 보았다. 하지만 감별 진단을 위한 용도로서 속담 해석하기는 비교적 높은 타당도validity를 보이지만 신뢰도reliability는 낮은 편이다. 또한 속담은 문화 의존적이므로 문화적 배경이 다른 사람은 속담의 추상적 의미를 모를 수 있다는 점도 고려해야 한다.

CHAPTER 11

Sensorium & Cognitive functioning
감각과 인지 능력

감각sensorium과 인지 능력cognitive functioning에 대한 평가 항목들

- 의식 수준Level of consciousness/alertness (Section I)
- 지남력Orientation (II)
- 주의 집중력Attention and concentration (III)
- 기억력Memory (IV)

  Registration/immediate

  Short term/recent

  Long term/remote
- 지능Intelligence estimation (V)
- 지식적 기반Knowledge base/fund of information (VI)
- 읽고 쓰는 능력Capacity to read and write (VII)
- 추상적 사고 능력Abstraction/concrete thinking (VIII)
- 시공간 능력Visuospatial ability (IX)

I ─ 의식 수준Level of consciousness/alertness

MSE를 하기 위해서는 환자의 의식이 명료한 상태여야만 한다. 의식 수준이 감소한 경우, 외부 자극을 구분해낼 능력이 부족한 경우, 면담에 협조적이지 않은 경우에는 의식이 명료하지 않은 상태일 것이다.

의식 수준을 평가하는 것은 어렵지 않다. 주의 집중력 부분에서 보다 자세히 다룰 것이다.

II ─ 지남력Orientation

지남력을 평가하기 위해서는 다음의 세 가지 요소를 조사하면 된다.

- 시간(시간, 요일, 날짜, 계절)
- 장소(병원/의원의 주소/층 수/시/군/구/나라)
- 사람(환자의 신원, 가족, 친구, 간병인)

지남력은 일반적으로 다음과 같은 순서로 소실된다.
시간(가장 흔하다) 〉 장소 〉 사람(가잘 덜 흔하다)

III ─ 주의 집중력Attention and concentration

주의력attention이란 완전히 정신 상태가 깨어있을 수 있도록 하는 에너지이다. 의식적이며, 자극으로부터 떨어져서 인지 과정에 집중할 수 있게 한다. 집중력concentration이란 이러한 주의력이 모아진 상태가 한동안 유지되는 것을 의미한다.

주의력은 주로 숫자를 앞으로 혹은 거꾸로 회상하기digit span를 시켜서 평가한다. 보통은 4자리의 숫자를 앞으로부터 암송하는 것부터 시작하여 5-7자리의 숫자까지 넓혀나간다. 대부분의 성인들은 이 과제와 더불어 4-6자리의 숫자를 거꾸로 회상하는 것까지 30초 안에 수행한다. 숫자를 읽을 때는 각 숫자마다 약 1초간의 간격을 두고 읽는다. 특정 숫자에 강조해서 읽으면 안 된다. 특별히 가까이 있는 숫자를 읽거나 특별한 리듬감이 있는 숫자를 더 잘 기억하는 수가 있다. 광고에서 회사들이 전화번호를 가장 잘 기억할 수 있도록 리듬감 있는 노래를 만들어 부르는 것을 떠올리면 이해할 수 있을 것이다. 숫자는 연속되거나 홀수 혹은 짝수만을 쓰는 것을 피한다.

집중력은 주로 100−7을 연속해서 5회 시행serial seven subractions하도록 해서 평가한다. 이때 환자는 손가락을 포함해 필기도구의 도움을 받을 수 없으며, 7을 빼고 남은 숫자를 환자가 집중해서 기억한 다음 계속 7을 빼도록 하는 것이 중요하다(검사자가 숫자를 알려주면 안 된다).

IV — 기억력Memory

한 개인이란 그가 가지고 있는 기억의 총합이라고 할 수 있다. 기억이란 현재를 해석하는 기준이 되며, 정신의 통합된 기능이다.

기억 등록registration이란 새로 들어온 정보를 즉각적으로 회상해내는 능력을 의미하고, 즉시 기억immediate memory이라고도 불린다. 기억 등록은 의식 수준이나 집중력에 영향을 받는다.

단기 기억short term memory이란 20초 동안 7가지를 기억할 수 있는 능력으로서 연습에 의해 늘어날 수 있다. 최근 기억recent memory과 혼용되서 사용되는데, 이는 몇 시간 동안의 기억력을 주로 의미한다. 단기 기억은 사라지거나 장기 기억으로 전환되어 저장된다.

장기 기억long term memory은 저장의 한계가 없으며, 환자가 가진 지식의 보고로서 원근 기억remote memory 또는 지연 회상delayed recall 이라고 불려진다. 장기 기억으로 저장되면 시간이 지나도 안정적으로 유지되는 경향이 있다. 장기 기억은 서술 기억declarative memory과 절차 기억procedural memory의 두 가지 종류로 나뉜다.

서술 기억이란 외현 기억explicit memory이라고도 불린다. 무언가를 아는knowing what 기억으로서 단기간에 습득되고, 치매나 기억상실증에서 잘 소실된다. 서술 기억은 다시 삽화 기억episodic memory과 의미 기억semantic memory로 나뉜다. 삽화 기억은 있었던 일과 경험을 기억하는 것이며, 의미 기억은 일반적 지식에 대한 기억을 가리킨다.

절차 기억이란 암묵 기억implicit memory이라고도 불린다. 어떻게 하는지를 아는knowing how 기억으로서 기술이나 습관적 기억에 해당한다. 장기간에 걸쳐 습득되고, 서술 기억보다 오래 지속된다.

〔기억력 검사〕

가장 흔히 시행되는 검사는 단어 회상word recall으로서, '나무, 자동차, 모자'와 같은 3가지 단어를 외우게 한 다음registration(immediate memory), 3분이 지난 뒤 회상하도록recent memory(short term memory) 한다.

만약 환자가 모든 단어들을 기억하지 못할 경우에는 약간의 도움을 줄 수도 있다. 우선 기억하지 못하는 단어가 속한 부류에 대해 물어본다. 예를 들면 식물이었는지 동물이었는지 물어볼 수 있다. 그래도 잘 기억하지 못할 경우 기억해야 할 단어를 포함하여 여러 다른 단어들을 나열한 후 그중에 찾는 단어가 있는지 물어본다. 이렇게 해

주어도 회상을 못 한다면 이는 심각한 기억력 결손을 의미한다.

장기 기억은 수 시간에서 수일 전에 벌어진 최근의 사건이나 수년 전의 일에 일어난 오래된 기억을 평가한다. 흔히 생일이나 주소, 전화 번호 등에 대해 물어본다.

V — 지능Intelligence estimation

지능은 다면적인 속성이 있는데, 주로 기계적mechanical, 추상적 abstract, 사회적social 3가지의 측면으로 구성되어 있다. 흔히 지능을 대표하는 수치는 지능지수intelligence quotient(I.Q.)이다.

$$IQ = mental\ age\ /\ chronological\ age \times 100$$

가장 널리 쓰이고 유용한 표준화된 성인용 지능 검사는 Wechsler Adult intelligence scale(WAIS)로서, 최근의 버전은 WAIS-R(revised) 이다. 지능에는 신체 연령이 중요하므로, 4-6세와 5-15세에 대해서 는 각각 다른 판형의 검사를 시행한다. 정의상 정상 지능의 기준은 100이며, 70 이하를 정신 지체, 120 이상을 우수 지능으로 분류한다.

지능에 관여하는 정신 능력으로는 다음과 같은 것들이 있다.

- 사실적 정보factual information에 대한 이해와 회상
- 논리적 사고logical reasoning와 문제 해결 기술problem-solving skill
- 추상화abstraction, 일반화generalization, 상징화symbolization

지능은 인지기능의 일정으로서 면담상 다음과 같은 요소들을 통해 유추할 수 있다.

- 통찰, 판단 및 추상적 사고의 정도
- 지식의 정도
- 어휘력(지능을 판단하는 데 가장 좋은 척도이다.)
- 교육의 정도, 직업, 취미 및 흥미

VI — 지식적 기반Knowledge base/fund of information

지식 수준은 면담을 하면서 우연하게 발생된 사실을 통해 측정될 수도 있으나 만약 면담상 인지기능의 결함이 발견되었다면, 좀 더 세밀하게 조사하는 게 좋다. 두부 외상이나 치매는 영구적인 지식의 결함을 유발하는 가장 흔한 원인들이다. 우울증의 가성치매 상태에서는 '몰라요'라고 대답하는 경향이 있으므로 인지기능이 저하된 것처럼 보이는데, 충분한 시간을 주면 대답하는 경우도 있다. 일반적 지식 수준을 평가하기 위한 질문들은 다음과 같다.

- 유명 정치인의 이름
- 유명한 사건이 벌어진 날짜 등 특별한 날짜
- 나라의 수도, 이웃 도시 이름

VII — 읽고 쓰는 능력Capacity to read and write

초기 면담에서는 읽고 쓰기와 같은 기본적인 능력을 평가하는 것을 생략하기도 한다. 글을 쓰지 못하더라도 말이 유창하면 면담상에서 문맹임이 드러나지 않기도 한다. 문맹이라 하더라도 자신의 이름 정도는 충분히 쓸 수 있는 경우가 많다. 그러므로 읽고 쓰는 능력을 확인하기 위해서는 간단한 받아쓰기를 시켜보거나 환자에게 쓰고 싶은 문장을 써보라고 하는 것이 좋다.

VIII — 추상적 사고 능력Abstraction/concrete thinking

추상적 사고는 정신 능력의 총체라고 할 수 있다. 이것은 마음속 '정신 구조mental set'의 모든 특성들을 그대로 유지한 채 다각도적으로 생각하고, 뉘앙스를 통해 새로운 이해를 할 수 있도록 통합하는 능력이다. 이런 능력은 지능과 판단력과 교육 수준의 영향을 받는다. 면담에서 언급된 소재들의 모든 의미를 인지하고, 공통점 및 차이점을 인지하고, 논리적 이론을 사용하고 큰 틀을 이해하면 추상적 사고가 가능하다는 것을 보여주게 된다.

이와 반대가 경직된 사고concrete thinking이다. 이는 문자 그대로 해석하는 좁은 의미의 이해를 뜻한다. 이는 일차원적 사고라고도 불리며, 지능이 낮을 경우 종종 나타난다.

예를 들어, "위스키는 총알보다 많은 사람들을 죽인다"는 말의 의미를 물어보면, 추상적 사고가 가능한 사람은 "알코올이 많은 사람들에게 총보다 더 치사적이다"고 대답할 것이고 경직된 사고를 하는 사람은 "총알은 술을 마시지 않기 때문이다"고 대답할 것이다.

MSE상에서는 유사점과 차이점을 묻거나 속담의 의미를 이해하는지를 보아서 평가한다. 추상화는 두 가지 대상의 상위 구조를 파악하는 능력이다. 유사점 검사similarity test는 두 대상을 비교하고 비슷한 면을 찾도록 한다. 예를 들면 "책상과 의자 사이의 공통점은 무엇인가요?"라고 물어보았을 때, 추상적 사고가 가능한 사람은 "둘 다 가구이다거나 위에 물건을 놓을 수가 있다"라고 대답할 것이고, 구체적 사고를 하는 사람은 "다리가 4개이고, 나무로 만들어져 있고, 바닥과 접촉되어 있다"는 식의 대답을 할 것이다.

차이점 검사는 부분을 유형화 시키는 대신 일반화 하는 능력을 포함한다. 차이점 검사differences test는 비슷한 대상의 다른 부분을 찾을 수 있는 능력을 본다.

속담 해석 역시 추상적 사고를 알아보는 데 유용하다. 속담이란 공통의 진실common truth로서, 구체적 사고를 하는 사람은 속담이 담고 있는 진정한 의미를 놓칠 것이다.

IX — 시공간 능력Visuospatial ability

시공간 능력의 평가는 구성 능력constructional ability을 검사한다. 종이에 그림(일반적으로 도형들)을 그리도록 요청하는 것이다.

MMSE에서는 서로 맞물린 2개의 오각형interlocking pentagons을 따라 그리거나, 3차원의 정육면제cube를 그리도록 한다.

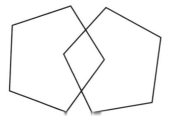
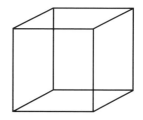

시계 그리기 검사clock drawing test도 널리 사용된다. 특정 시간을 가리키는 시계의 앞면을 그려보도록 한 다음, 모든 숫자가 다 있는지, 적절한 위치와 순서로 있는지, 숫자 간격이 균일한지 등을 평가한다.

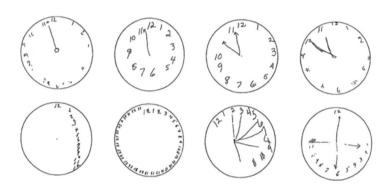

보다 자세한 검사는 Rey-Osterrieth Complex Figure Test로서 아래와 같이 복잡한 도형을 보고 기억하여 따라 그리게 하는 것이다. 도형을 보고 그리는 순서나 방식을 통해 통찰성, 계획성, 반복억제의 세 가지 항목에 주안을 두어 채점한다.

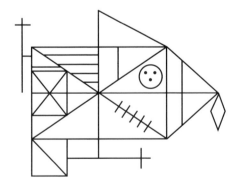

CHAPTER 12

Mini Mental Status Examination(MMSE)
간이정신상태검사

MMSE는 인지기능을 간단하게 검사하기 위해 개발된 도구이다 (Folstein, 1975). 지남력, 기억 등록, 집중력과 계산, 기억 회상, 언어 및 공간 구성의 항목으로 이루어져 있으며, 총점은 30점이다. MSE의 일부이기도 하지만, 개발 이후 치매 연구들에서 효용성을 인정받아 지금은 주로 알츠하이머병의 선별 검사, 그리고 반복 측정을 통해 인지기능의 변화를 관찰하기 위한 수단으로 널리 활용되고 있다.

외국의 경우 23점 이하를 기준으로 알츠하이머병을 감별하는 데 85%의 민감도를 나타내나, 혈관성 치매는 70%, 경도 치매의 경우 63%로 떨어진다. 중등도 이상의 알츠하이머병을 감별하는 데 가장 적합하다고 할 수 있다. 또한 20-30%의 위양성을 보여 특이도가 높지 않고, 전두엽 기능 평가가 빠져 있으며, 언어 기능, 계산 능력, 언어 기억 등 좌뇌 영역에 치우쳐 있다는 단점이 있어 치매의 유형을 구별할 수는 없다. 하지만 5-10분 안에 간편하게 실시할 수 있다는 장점으로 인해 아직노 선 세계씩으노 시성 많이 기용되고 있는 인지기능검사이다.

MMSE는 전체 문항의 총점을 결과로 하기 때문에 대답을 거부하는 문항이 많을 경우 해석이 어려울 수 있다. 그러나 대답을 거부하는 것은 대부분 정답을 모르기 때문이라고 알려져 있다. 일반적으로 23점을 인지기능장애의 평가 기준점으로 잡고 있으며, 과거 외국의 역학 연구들은 통상 24-30점을 인지적 손상 없음(no cognitive impariment), 18-23점을 경도 인지기능장애(mild cognitive impaiorment), 0-17점을 분명한 인지기능장애(severe cognitive impairment)로 분류하고 있으나, 최신의 경향은 아니다.

우리나라에서는 동일한 영문판 MMSE를 이용하여 MMSE-K(권용철, 1989), K-MMSE(강연욱, 1997)가 번안되었고, CERAD-K 평가집의 일부로서 MMSE-KC(이동영, 2002)가, 국가치매검진사업용 dementia screening으로 MMSE-DS(김태희, 2010)가 나와 있다. 우리나라에 이렇게 다양한 종류의 MMSE가 존재하는 이유는 한글로 번역되는 과정에서 언어적 차이가 발생했고 우리나라의 사회문화적 배경이 반영되었기 때문이었다.

특히 1989년 최초로 MMSE-K를 만들 당시에는 우리나라가 교육 수준이 떨어지고 문맹률이 높은 상황이라 원문을 그대로 사용하기가 어려웠다. 그래서 검사 항목에서 쓰고 읽기 항목과 100-7 항목을 제외하는 등 우리나라 실정에 맞게 수정하였고, 무학에 문맹인 경우 시간 지남력 1점, 주의 집중력 2점, 언어기능 1점 등 총 4점을 추가하여 보정하도록 했다. MMSE-K는 문맹을 보정한 점수의 경우 24점 이상을 '확정적 정상', 20-23점을 '치매 의심', 19점 이하를 '확정적 치매'로 잡을 것을 제안하였고, 24점 이상을 치매라고 하였을 때 민감도와 특이도가 90%에 이르러 당시에는 높은 치매 진단율을 보였다.

그러나 우리나라의 교육 수준이 좀 더 향상되고, 외국과의 직접적인 비교 연구 등에서 제한점이 있는 등의 문제가 있어 1998년 원안을 보다 충실하게 번안한 K-MMSE가 제작되었다. 그러나 읽고 행동하기와 문장쓰기를 문맹자한테 사용할 수 없는 단점으로 교육과 나이의 영향을 많이 받게 되어 외국처럼 단일한 기준이 적용되지 못하고 각 연령과 교육 수준에 따라서 정상치가 제시되었다. 즉 저학력 노인의 상당수가 치매가 없음에도 불구하고 치매 수준의 점수가 나타났고(floor effect), 고학력 노인은 치매임에도 불구하고 24점이 넘을 수 있었다(ceiling effect). 그래서 점수가 해당 연령층의 정상 평균에 비해 1 표준편차 이하면 이상을 의심하여 자세한 검사를 하고, 2 표준편차 이하면 치매의 가능성이 더욱 높아진다고 판단한다.

이같은 제한점들을 줄이고자 MMSE-KC가 도입되었으나 이전 판형들에 비해 크게 만족스럽지는 못하였고, 동일한 사람에게 시행한 MMSE-K와 MMSE-KC의 점수가 현저한 차이가 나는 경우도 발생했다. 이를 보완하여 가장 최근에 개발된 것이 MMSE-KC와 K-MMSE의 세부 항목들을 조합한 MMSE-DS로서 아직까지 우리나라의 교육 수준이 낮고 문맹률이 높은 실정이라 여전히 성별, 연령, 교육 연한에 따라 절단점이 달라진다. 국가치매검진사업에서는 MMSE-DS 검사 결과가 정상 규준의 1.5 표준편차 이하로 저하된 사람을 병의원으로 의뢰하여 신경심리검사를 받도록 하고 있다.

[표1] 한국어판 MMSE의 비교

	K-MMSE	MMSE-KC	MMSE-DS
시간 지남력	년/월/일/요일/계절	년/월/일/요일/계절	년/월/일/요일/계절
장소 지남력	여기는 어디입니까? (나라/도/무엇하는 곳/장소명/층)	여기는어디입니까? (도/시/면/장소명/층)	여기는 어디입니까? (도/시/구/장소명/층)
기억 등록	비행기, 연필, 소나무	나무, 자동차, 모자	나무, 자동차, 모자
주의 집중력	100-7을 5회 시행	삼천리강산 거꾸로	100-7을 5회 시행
기억 회상	비행기, 연필, 소나무	나무, 자동차, 모자	나무, 자동차, 모자
이름 대기	시계, 볼펜	열쇠, 도장	시계, 연필
명령 실행	종이를 뒤집고, 반으로 접은 다음, 저에게 주세요.	오른손으로 받아서, 반으로 접은 다음, 무릎 위에 놓으세요.	오른손으로 받아서, 반으로 접은 다음, 무릎 위에 놓으세요.
따라 말하기	백문이 불여일견	간장공장공장장	간장공장공장징
구성 능력	오각형 겹쳐 그리기	오각형 겹쳐 그리기	오각형 겹쳐 그리기
읽기와 쓰기	눈을 감으세요, 원하는 한 문장 쓰기	이해 판단으로 대체	이해 판단으로 대체
이해 판단	없음	옷은 왜 빨아서 입나요? 길에서 남의 주민등록증을 주우면 어떻게 나요?	옷은 왜 빨아서 입나요? 티끌모아 태산의 뜻?
점수 해석	정상 규준으로 분석	정상 규준으로 분석	정상 규준으로 분석

[표1]에 각종 MMSE의 차이점들을 기술하였으며, 또한 현행 의과대학 교육과정은 K-MMSE의 습득에 초점이 맞추어져 있으므로 이 장에서는 K-MMSE의 시행 방법에 대해 보다 자세히 설명하도록 하겠다.

[표2] 한국형 간이정신상태검사(K-MMSE)

항목			반응	점수
시간 지남력 (/5)	년	(1)		
	월	(1)		
	일	(1)		
	요일	(1)		
	계절	(1)		
장소 지남력 (/5)	나라	(1)		
	시,도	(1)		
	무엇하는 곳	(1)		
	현재 장소명	(1)		
	몇 층	(1)		
기억 등록 (/3)	비행기	(1)		
	연필	(1)		
	소나무	(1)		
주의 집중 및 계산 (/5)	100-7	(1)		
	-7	(1)		
	-7	(1)		
	-7	(1)		
	-7	(1)		
기억 회상 (/3)	비행기	(1)		
	연필	(1)		
	소나무	(1)		
언어 및 시공간 구성 (/9)	이름 대기	(2)		
	명령 시행	(3)		
	따라 말하기	(1)		
	오각형	(1)		
	읽기	(1)		
	쓰기	(1)		
총점				/30

사용 방법 및 채점

이 검사는 검사자가 피검자를 대상으로 일대일로 실시해야 하며, 시간제한은 없다. 시간 지남력 5점, 장소 지남력 5점, 기억 등록 3점, 기억 회상 3점, 주의 집중과 계산 능력 5점, 언어과 시공간 구성 능력 9점으로 총 30점이다. 각 문항들은 2점 척도로서 피검자가 제대로 수행하였으면 1점을 주고, 수행하지 못하였으면 0점을 준다.

I — 시간 지남력 (5점)

- "오늘은 몇 월 며칠입니까?", "올해가 몇 년입니까?", "지금은 무슨 계절이지요?", "오늘은 무슨 요일입니까?" 라고 묻는다. 순서는 바뀌어도 된다.
- 나이가 많은 경우 음력으로 질문하는 것이 적절하다.
- 치매가 심한 경우 요일, 계절이라는 말을 모르기 때문에 "월, 화, 수, 목, 금, 토, 일 중 어느 요일인가요?" 또는 "봄, 여름, 가을, 겨울 중 어느 계절인가요?"와 같이 세부적으로 질문을 해야 한다.
- 년, 월, 일, 요일, 계절 각 1점씩 준다.

II — 장소 지남력 (5점)

- "현재 어느 나라에 살고 계십니까?", "여기가 몇 층입니까?", "여기 도시 이름이 무엇입니까?", "여기가 무엇을 하는 곳입니까?", "현재 장소 이름이 무엇입니까?", "여기가 이 건물의 몇 층입니까?"라고 묻는다. 순서는 바뀌어도 된다.
- 도시라는 말을 이해하지 못하는 피검자가 있다. 이 경우에는

"여기가 부산입니까?" "여기가 인천입니까?" 또는 "여기가 교회입니까?"라고 질문할 수 있다.

- 나라, 시, 도, 무엇하는 곳, 현재 장소명, 몇 층에 대해 각각 1점씩 총 5점이다.

III — 기억 등록 (3점)

- '비행기', '연필', '소나무'를 1초에 하나씩 불러준다. 세 단어를 불러주기 전에 "제가 지금부터 단어를 3개 불러드릴 테니, 제가 다 말한 다음에 따라해 주세요."라고 미리 말한다. 주의력이 유지되는지를 관찰하고 세 단어를 불러준다. 피검자가 처음 시행할 때 대답한 단어의 개수가 기억 등록 점수가 된다. 정확히 기억하고 답한 단어의 개수마다 1점씩 총 3점이다. 첫 번 시행에서 세 단어를 모두 기억하지 못한 경우에는 여섯 번까지 반복하여 기억할 수 있도록 한다.
- 피검자가 세 단어를 다 등록하고 나면, "조금 후에 다시 물어볼 테니까 꼭 기억하세요."라고 말한 뒤 곧바로 주의 집중과 계산 능력 영역으로 넘어가 "100-7은 얼마죠?"라고 질문한다.

IV — 주의 집중과 계산 능력 (5점)

- "100에서 7을 빼면 얼마입니까?"에 대해 피검자가 "93"이라고 답하면, "93에서 7을 빼면 얼마입니까?"라고 하면 안 되고, "거기서 다시 7을 빼면 얼마입니까?"라고 묻는다. 원칙상 "뺀 결과를 가지고 계산해서 7을 빼나가십시오."라고 주문하여 피검자가 스스로 셈을 할 수 있도록 해야 하지만 피검자가 이를 수행

하지 못하는 경우 "거기서 7을 다시 빼십시오."라고 해도 된다.

- 만일 피검자가 너무 빨리 정답을 맞추거나 혹은 전혀 계산을 하지 못하는 경우에는 기억 회상 질문에 필요한 시간을 벌기 위해 "40-4는 얼마죠? 거기서 또 4를 빼면 얼마죠?" 하면서 시간을 1분 정도 지연시킨다.
- 처음의 계산이 틀리더라도 틀린 숫자에서 7을 뺀 값이 맞으면 정답으로 한다. 예를 들어 100-7=80은 오답이나 이후 80-7=73은 정답이다.

V ― 기억 회상 (3점)

- 5회 연속 빼기를 마친 후 이전에 등록한 세 단어에 대한 기억 회상을 실시한다. 각각 1점씩 총 3점이다. 기억 등록과 기억 회상 사이에는 주의 집중과 계산 능력 과제 이외의 다른 과제, 특히 언어적 과제를 시행해서는 안 된다.

VI ― 언어 및 시공간 구성 (9점)

- 이름 대기에서는 '시계'와 '볼펜'을 각각 가리키며 "이것의 이름이 무엇입니까?"라고 물어본다. 각각의 단어에 대한 이름 대기 수행에 대하여 각각 1점씩 총 2점이다.
- 명령 시행에서는 "종이를 뒤집고, 반으로 접은 다음, 저에게 주세요."라는 세 단계 명령을 분리하지 않고, 한꺼번에 지시한다. 예를 들어 "종이를 뒤집은 다음"이란 지시에 피검자가 종이를 뒤집고, "그 다음 반으로 접고"란 지시에 피검자가 종이를 반으로 접는 식으로 진행하면 안 된다. 피검자가 알아듣지 못하는

경우 전체 지시를 다시 한 번 반복한다. 3단계 지시사항 각각 1점씩 총 3점이다.

- 따라 말하기에서는 "백문이 불여일견"을 불러주고 따라 말하게 한다. 피검자가 잘못 이해한 경우에는 전체 문장을 다시 한 번 반복해 줄 수 있다. 정확하게 따라하면 1점이다.
- 읽기 과제에서는 소리내어 읽게 하고, 피검자가 이해를 했는지 알아보기 위하여 "여기에 쓰인 대로 해 보세요."라고 지시한다. 총 1점이다.
- 쓰기 과제에서는 "오늘 기분이나 날씨에 대해 써 보십시오." 또는 "의사나 간호사에게 하고 싶은 문장을 써 보십시오."하고 권한다. 주어와 동사로 이루어져 있는 문장을 구성하도록 지시한다. 만일 피검자가 "고혈압"으로 쓴다면, 문장에 해당되지 않으므로 0점이 된다. 철자가 약간 틀린 경우에는 정답으로 간주한다. 총 1점이다.
- 겹쳐진 오각형 베끼기 과제에서는 그대로 베끼지 못하면 0점이다. 예를 들어서 두 오각형이 서로 떨어진 경우나 오각형 대신 사각형이 맞물려 있는 경우는 0점으로 간주한다. 정확하게 베끼면 총 1점이다.

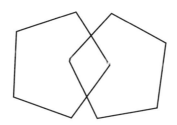

결과 해석

K-MMSE 점수를 해석하기 위해서는 피검자의 실행 점수를 연령과 교육 연한을 고려하여 표준 점수인 z 점수[(피검자의 점수−해당 셀의 평균 점수)/표준 편차]로 변환한다. z 점수가 1 표준편차 이하인 경우는 16 percentile rank(PR)로서, 이는 T 점수 40에 해당한다. z 점수가 −1.34 이하인 경우는 9 PR 이하로서 경계선 수준의 수행을, z 점수가 −2.05 이하(평균에서 2 표준 편차 이하)인 경우는 2 PR 이하(T점수 30 이하)로서 치매 수준의 수행을 의미한다.

예를 들어, 교육 연한이 12년인 66세 피검자가 24점을 받았다면, z 점수가 −2.83으로서 동일한 수준의 집단에 비해 유의미하게 낮은 점수이다. 그러나 동일한 66세이지만 교육연한이 0인 피검자가 24점을 받았을 경우에는 상대적으로 높은 점수로 해석된다(강연욱, 2006)

성확성은 떨어지나 보다 편리하게 기준 집단을 고려하지 않은 대략적인 기준점도 제시된 바 있다. 강연욱(1997)의 타당도 연구에서는 23/24점이 절단점으로 제시되었으나, 이강수(2009)의 연구에 따르면 17/18점에서 민감도 0.768, 특이도 0.870로 최적이었고, 23/24점을 절단점으로 하였을 경우 민감도 0.979, 특이도 0.484로 특이도가 크게 저하되었다. 그러나 오늘날 MMSE는 절단점 위주의 선별검사로서의 의의는 줄어들고, 신경인지검사를 시행할 필요가 있는지를 결정하기 위한 전단계로서의 검사, 그리고 인지기능 변화 추세를 관찰하는 도구로서의 역할이 보다 강조되고 있다.

총점뿐 아니라 각 항목의 점수도 중요하다. MMSE는 경도인지장애 선별용으로는 적합하지 않으나 MMSE 항목 가운데 기억 회상

(delayed recall)의 어려움이 알츠하이머병 초기에 나타나면서 예민한 소견으로 알려져 있다. 따라서 다른 항목의 결과가 좋더라도 기억 회상의 어려움이 관찰될 경우 알츠하이머병으로의 이행 가능성에 보다 주의를 기울여야 한다.

1부 / 정신과적 면담 The Psychiatric interview

[CHAPTER 1]

American Psychiatric Association. Diagnostic and Statistical Manual of Mental Disorders, 1952. Diagnostic and Statistical Manual of Mental Disorders, 3rd Edition, 1980. Diagnostic and Statistical Manual of Mental Disorders, 4th Edition, Text Revision, 2000. Practice Guidelines: Psychiatric Evaluation of Adults, 2000. American Psychiatric Association,Washington D.C.

Anfinson TJ & Kathol RG. Screening Laboratory Evaluation in Psychiatric Patients: A Review. *General Hospital Psychiatry* 14: p. 248-257, 1992.

Barrows HS. An Overview of Medical Problem Solving. University of Vermont Office of Continuing Medical Education, Burlington, Vermont, 1979.

Carroll JG & Monroe J. Teaching Medical Interviewing. *Journal of Medical Education* 54: p. 498, 1979.

Feightner JW, Norman GR, Barrows HS & Neufeld VR. A Comparison of the Clinical Methods of Primary Care Physicians. Association of American Medical Colleges, Washington D.C., 1975.

Fletcher C. Listening and Talking to Patients III: The Exposition. *British Medical Journal* 281: p. 994-996, 1980.

Gauron EF & Dickinson JK. Diagnostic Decision-Making in Psychiatry I: Information Usage & II: Diagnostic Styles. *Archives of General Psychiatry* 14: p. 225-232 & p. 233-237, 1966.

Goldberg DP, Steel JJ, SmithC & Sprireg L. Training Family Doctors to Recognize Psychiatric Illness. *Lancet* ii: p. 521-523, 1980.

Hampton GR, Harrison MTG, Mitchell JRA, Pritchard JS & Seymour C. Relative Contributions of History Taking, Physical Examination and Laboratory Investigations to Diagnosis and Management of Medical Patients. *British Medical Journal* 2: p. 486-7, 1975.

Kramer M. Application of Mental Health Statistics. World Health Organization, Geneva, 1969.

LeyP. Satisfaction, Compliance and Communications. *British Journal cf Clinical Psychology* 21: p. 241-254, 1982.

Maguire GP & Rutter DR. History Taking For Medical Students: Evaluation of a Training Program. *Lancet* ii: p. 558-560, 1976

McCready JR & Waring EM. Interviewing Skills in Relation to Psychiatric Residency. *Canadian Journal of Psychiatry* 31: p. 317-322, 1986.

Nurcombe B & Fitzhenry-Coor I. How Do Psychiatrists Think? Clinical Reasoning in the Psychiatric Interview. *Australian & New Zealand Journal of Psychiatry* 16: p. 13-24, 1982.

Reynolds M. No News is Bad News: Patients' Views About Communication in Hospital. *British Medical Journal* 1: p. 1673-1676, 1978

Rose GA & Blackburn H. Cardiovascular Surgery Methods, Monograph Series 56. World Health Organization, Geneva, 1968.

Saghir M. A Comparison of Some Aspects ofStructured and Unstructured Psychiatric Interviews. *American Journal of Psychiatry* 128: p. 180-184, 1971

World Health Organization. International Clarification of Diseases, 10th Edition (ICD-10). World Health Organization, Geneva, Switzerland, 1992.

Zubin J. Cross-National Study of Diagnosisof the Mental Disorders: Methodology and Planning. *American Journal of Psychiatry* 125 (April Supplement): p. 12-20, 1969.

[CHAPTER 2]

Campbell RJ. Psychiatric Dictionary, 8th Ed. Oxford University Press, New York, 2004.

Cox A, Hopkinson K & Rutter M. Psychiatric Interviewing Techniques II: Naturalistic Study: Eliciting Factual Information. *British Journal of Psychiatry* 138: p. 283-291, 1981.

Cox A, Rutter M & Holbrook D. Psychiatric Interviewing Techniques V: Experimental Study: Eliciting Factual Information. *British Journal of Psychiatry* 138: p. 29-37, 1981.

Cox A, Holbrook D & Rutter M. Psychiatric Interviewing Techniques VI: Experimental Study: Eliciting Feelings. *British Journal of Psychiatry* 138: p. 144-152, 1981.

Gabbard GO. The Exit Line: Heightened Transference–Countertransference Manifestations at the End of The Hour. *Journal of the American Psychoanalytic Association* 30: p. 579-598, 1982.

Hopkinson K, Cox A & Rutter M. Psychiatric Interviewing III: Naturalistic Study: Eliciting Feelings. *British Journal of Psychiatry* 138: p. 406-415, 1981.

Morrison J. The First Interview, Revised for DSM-IV. The Guilford Press, New York, 1995.

Othmer E & Othmer SC. The Clinical Interview Using DSM-IV-TR: Volume 1, The Fundamentals. American Psychiatric Press, Washington D.C., 2002.

Rutter M & Cox A. Psychiatric Interviewing Techniques I: Methods and Measures. *British journal of Psychiatry* 138: p. 273-282, 1981.

Shea SC. Psychiatric Interviewing: The Art of Understanding, 2nd Ed. W.B. Saunders Co. Philadelphia, 1998.

[CHAPTER 3]

American Psychiatric Association. Guidelines Regarding Possible Conflict Between Psychiatrists' Religious Commitments and Psychiatric Practice. *American Journal of Psychiatry* 147: p. 542, 1990.

American Psychiatric Association. Diagnostic & Statistical Manual of Mental Disorders, Fourth Edition, Text Revision. American Psychiatric Association, Washington, D.C., 2000.

Barbieri NB. Psychoanalytic Contributions to the Study of Gender Issues. *Canadian Journal of Psychiatry* 44: p. 72-76, 1999.

Gallup G & Castelli J. The People's Religion: American Faith in the 90's. Macmillan, New York, 1989.

Gauron EF & Dickinson JK. Diagnostic Decision Making in Psychiatry I: Information Usage. *Archives of General Psychiatry* 14: p. 225-232, 1966.

Haffner L. Cross-Cultural Medicine: A Decade Later. *Western Journal of Medicine* 157: p. 255-259, 1992.

Harrison G. A Prospective Study of Severe Mental Disorder in Afro-Caribbean Patients. *Psychological Medicine* 18: p. 643-657, 1988.

Jeste DV. Psychiatry of Old Age is Coming. *American Journal of Psychiatry* 154: p. 1356-1358, 1997.

Kaplan HI & Sadock BJ. Synopsis of Psychiatry, 8th Ed. Williams & Wilkins, Baltimore, 1998.

Kleinman A. Rethinking Psychiatry. Free Press, New York, 1988.

Kitron DG. Transference and Countertransference Implications of Psychotherapy Conducted in a Foreign Language. *Bulletin of the Menninger Clinic* 56: p. 232-245, 1992.

Lin KM, Lau JK, Smith R, Phillips P, Antal E & Poland RE. Comparison of Alprazolam Plasma Levels in Asian and Caucasian Male Volunteers. *Psychopharmacology* 96: p. 365-369, 1988.

Pi EF, Tran-Johnson TK, Walker NR, Cooper TB, Suckow RF & Gray GE. Pharmocokinetics of Desipramine in Asian and Caucasian Volunteers. *Psychopharmacology Bulletin* 25: p. 483-487, 1989.

Poma PA. Pregnancy in Hispanic Women. *Journal of the National Medical Association* 79: p. 929-935, 1987.

Price J. Foreign Language Interpreting in Psychiatric Practice. *Australian & New Zealand Journal of Psychiatry* 9: p. 263-267, 1975.

Price N, Glazer W & Morgenstern H. Race and the Use of Fluphenazine Decanoate. *American Journal of Psychiatry* 142: p. 1491-1492, 1985.

Strickland TL, Lin KM, Fu P, Anderson D & Zheng Y. Comparison of Lithium Ratio Between African American and Caucasian Bipolar Patients. *Biological Psychiatry* 37: p. 325-330, 1995.

Turner T. Ethnicity and Psychiatry. *The Practitioner* 241: p. 612-614, 1997.

Waldfogel S & Wolpe PR. Using Awareness of Religious Factors to Enhance Interventions in Consultation-Liaison Psychiatry. *Hospital dr Community Psychiatry* 44: p. 473-477, 1993.

[CHAPTER 4]

American Psychiatric Association. Diagnostic & Statistical Manual of Mental Disorders, Fourth Edition, Text Revision American Psychiatric Association, Washington, D.C., 1994.

First MB, Frances A & Pincus HA. DSM-IV-TR Handbook of Differential Diagnosis. American Psychiatric Press, Inc., Washington, D.C., 2002.

[CHAPTER 5]

American Psychiatric Association. Diagnostic & Statistical Manual of Mental Disorders, Fourth Edition, Text Revision. American Psychiatric Association, Washington, D.C., 2000.

Barrows HS. An Overview of Medical Problem Solving. University of Vermont Office of Continuing Medical Education, Burlington, Vermont, 1979.

Beckman HB & Franckel RM. The Effect of Physician Behavior on the Collection of Data. *Annals of Internal Medicine* 101: p. 692-696, 1984.

Feightner JW, Norman GR, Barrows HS & Neufeld VR. A Comparison of the Clinical Methods of Primary and Secondary Care Physicians. Association of American Medical Colleges, Washington D.C., 1975.

Morrison J. The First Interview, Revised for DSM-IV. The Guilford Press, New York, 1995.

Othmer E & Othmer SC. The Clinical Interview Using DSM-IV-TR: Volume 1, The Fundamentals. American Psychiatric Press, Washington D.C., 2002.

Shea SC. Psychiatric Interviewing: The Art of Understanding, 2nd Ed. W.B. Saunders Co. Philadelphia, 1998.

[CHAPTER 6]

Robinson DJ. Brain Calipers: Descriptive Psychopathology and The Psychiatric Mental Status Examination, 2nd Ed. Rapid Psychler Press, Port Huron, Michigan, 2001.

Robinson DJ. Mnemonics & More for Psychiatry. Rapid Psychler Press, Port Huron, Michigan, 2001.

[CHAPTER 7]

Anfinson TJ & Kathol RG. Screening Laboratory Evaluation in Psychiatric Patients: A Review. *General Hospital Psychiatry* 14: p. 248-257, 1992.

Koryani EK. Morbidity and Rate of Undiagnosed Physical Illness in a Psychiatric Population. *Archives of General Psychiatry* 36: p. 414-419, 1979.

Langsley DG & Hollender MH. The Definition of a Psychiatrist. *American Journal of Psychiatry* 139: p. 81-85, 1982.

Langsley DG & Yager J. The Definition of a Psychiatrist: Eight Years Later. *American Journal of Psychiatry* 145: p. 469-475, 1988.

Saravay SM & Lavin M. Psychiatric Comorbidity and Length of Stay in the General Hospital: A Critical Review of Outcome Studies. *Psychosomatics* 35(3): p. 233-252, 1994

[CHAPTER 8]

American Psychiatric Association. Diagnostic and Statistical Manual of Mental Disorders, Fourth Edition, Text Revision. American Psychiatric Association, Washington D.C., 2000.

Klein RF, Friedman-Campbell M & Tocco RV. History Taking and Substance Abuse Counseling with the Pregnant Patient. *Clinical Obstetrics and Gynecology* 36: p. 338-346, 1993.

Lucas RW, Mullin PJ, Luna CBX et al. Psychiatrists and a Computer as Interrogators of Patients With Alcohol-Related Illnesses. *British Journal of Psychiatry* 131: p. 160-167, 1977.

Mintz J, Christoph P, O'Brien C et al. The Impact of the Interview Method on Reported Symptoms of Narcotic Addicts. *International Journal of Addiction* 15: p. 597-604, 1980.

Ruden RA with Byalick M. The Craving Brain. Harper Collins, New York, 1997.

Stolerman I. Drugs of Abuse: Behavior Principles, Methods and Terms. *Trends in Pharmacological Science* 13: p. 170-176, 1992.

Warner LA, Kessler RC, Hughes M, Anthony JC & Nelson CB. Prevalence and Correlates of Drug Use and Dependency in the United States: Results From the National Comorbidity Survey. *Archives of General Psychiatry* 52: p. 219-229, 1995.

Weinberg JR. Interview Techniques for Diagnosing Alcoholism. *American Family Physician* 9: p. 107-115, 1974.

[CHAPTER 9]

Kaplan HI & Sadock BJ. Synopsis of Psychiatry, 8th Ed. Williams & Wilkins, Baltimore, 1998.

Leman K. The New Birth Order Book. Baker Book House Co., Grand Rapids, MI, 1998.

[CHAPTER 10]

Briere J & Zaidi L. Sexual Abuse Histories and Sequelae in Female Psychiatric Emergency Room Patients. *American Journal of Psychiatry* 146: p. 1602-1606, 1989.

Ende JE, Rockwell S & Glasgow M. The Sexual History in General Medicine Practice. *Archives of Internal Medicine* 144: p. 558-561, 1984.

Figueroa EF, Silk KR, Huth A & Lohr NE. History of Childhood Sexual Abuse and General Psychopathology. *Comprehensive Psychiatry* 38: p. 23-30, 1997.

Gallop R, McKeever P, Toner B, Lancee W & Lueck M. Inquiring About Childhood Sexual Abuse as Part of the Nursing History: Opinions of Abused and Nonabused Nurses. *Archives of Psychiatric Nursing* 9: p. 146-151, 1995.

Lewis CE & Freeman HE. The Sexual History-taking and Counseling Practices of Primary Care Physicians. *Western Journal of Medicine* 147: p. 165-167, 1987.

Lewis CE. Sexual Practices: Are Physicians Addressing the Issues?. *Journal of General Internal Medicine* 5(suppl): p. 78-81, 1990.

Matthews WC & Linn LS. AIDS Prevention in Primary Care Clinics: Testing the Market. *Journal of General Internal Medicine* 4: p. 34-38, 1989.

Risen CB. A Guide to Taking a Sexual History. *The Psychiatric Clinics of North America* 18: p. 39-53, 1995.

Silk KR, Lee S, Hill EM & Lohr NE. Borderline Personality Disorder Symptoms and Severity of Sexual Abuse. *American Journal of Psychiatry* 152: p. 1059-1064, 1995.

Vollmer SA & Wells KB. The Preparedness of Freshman Medical Students For Taking Sexual Histories. *Archives of Sexual Behavior* 18: p. 167-177, 1989.

[CHAPTER 11]

Lishman WA. Organic Psychiatry, 3rd Ed. Blackwell Science, Oxford, England, 1998.

Zimmerman M. A Five-Minute Psychiatric Screening Interview. *The Journal of Family Practice* 37: p. 479-482, 1993.

[CHAPTER 12]

American Psychiatric Association. Practice Guidelines for the Treatment of Psychiatric Disorders-Compendium 2000. American Psychiatric Association, Washington D.C., 2000.

Robinson DJ. Brain Calipers: Descriptive Psychopathology and the Psychiatric Mental Status Exam, 2nd Ed. Rapid Psychler Press, Port Huron, MI, 2001.

Sadock BJ & Sadock VA, Editors. Synopsis of Psychiatry, 9th Edition. Lippincott, Williams & Wilkins, Philadelphia, 2003.

Sims ACP. Symptoms in the Mind: An Introduction to Descriptive Psychopathology, 3rd Ed. W.B. Saunders, Philadelphia, 2002.

Waldinger R. Psychiatry for Medical Students, 3rd Ed. American Psychiatric Press, Inc., Washington DC, 1997.

[CHAPTER 13]

Robinson DJ. Three Spheres: A Psychiatric Interviewing Primer. Rapid Psychler Press, Port Huron, MI, 2000.

2부 / 정신상태검사 The Mental Status Exam

강연욱, 나덕렬, 한승혜. 치매노인들을 대상으로 한 K-MMSE의 타당도 연구. 대한신경과학회지 1997;15:300-308.

강연욱. K-MMSE(Korean-Mini Mental State Examination)의 노인 규준 연구, 한국심리학회지 2006;25(2):1-12.

이강수, 정해관, 오병훈, 홍창형. 치매 및 경도인지장애에 대한 인지선별검사 4종의 타당도 비교. 신경정신의학 2009;48(2):61-69.

이동영, 이강욱, 이정희, 김기웅, 주진형, 윤종철, 김성윤, 우성일, 우종인. Mini-Mental State Examination의 한국 노인 정상규준 연구. 신경정신의학 2002;41:508-525.

박종한, 권용철. 노인용. 한국판 Mini-Mental State Examination(MMSE-K)의 표준화 연구, 제2편 구분점 및 진단적 타당도. 신경정신의학 1989;28:508-513.

American Psychiatric Association. Practice Guidelines for the Treatment of Psychiatric Disorders-Compendium 2000. American Psychiatric Association, Washington D.C., 2000.

American Psychiatric Association. Diagnostic & Statistical Manual of Mental Disorders, 4th Edition, Text Revision. American Psychiatric Association, Washington D.C., 2000.

Andreasen NC. Reliability and Validity of Proverb Interpretation to Assess Mental Status. *Comp. Psychiatry* 18(5): 564-472, 1977.

Andreasen NC & Black D. Introductory Textbook of Psychiatry, 3rd Edition. American Psychiatric Press, Inc., Washington, D.C., 2000.

Campbell R. Psychiatric Dictionary, 8th Edition. Oxford University Press, New York, 2004.

Conan Doyle A. The Complete Sherlock Holmes, Vol.1, p. 352. Doubleday & Co. Inc., New York, 1971.

Kaplan H & Sadock B, Editors. Synopsis of Psychiatry, 8th Edition. Lippincott, Williams & Wilkins, Baltimore, 1998.

Kaplan KH. Assessing Judgment. *General Hospital Psychiatry* 10(3): 202-208, 1988.

Kaufman D. Clinical Neurology for Psychiatrists, 5th Edition. W.B. Saunders Co., Philadelphia, 2000.

Markova IS & Berrios GE. The Assessment of Insight in Psychiatry: A New Scale. *Acta Psychiatr.* Scand. 86(2): 159-164, 1992.

O'Neill D. Brain Stethoscopes: The Use and Abuse of Brief Mental Status Schedules. *Postgraduate Medical Journal* (69): 599-601, 1993.

Othmer E & Othmer SC. The Clinical Interview Using DSM-IV-TR, Volume 1: The Fundamentals. American Psychiatric Press Inc., Washington D.C., 2002.

Sims A. Symptoms in the Mind, 2nd Edition. Saunders, London, England, 1995.

Taylor M. The Neuropsychiatric Mental Status Exam. PMA Publishing Corp., New York, 1981.

Wear-Finkle DJ. Medicolegal Issues in Clinical Practice: A Primer for the Legally Challenged. Rapid Psychler Press, Port Huron Michigan, 2000.

Zuckerman E. The Clinician's Thesaurus, 5th Edition. Clinician's Toolbox, The Guilford Press, New York, 2000.

Folstein MF, Folstein SE, McHugh PR. Mini-mental state. A practical method for grading the cognitive state of patients for the clinician. J Psychiatr Res 1975;12:189-198.